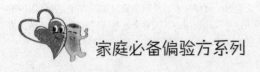

家庭必备偏验方系列

U0210514

肾病偏验方

主编 梁庆伟 石 磊

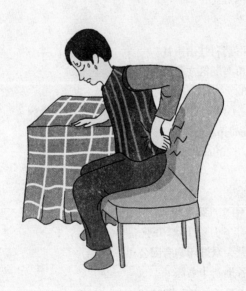

中国医药科技出版社

内 容 提 要

　　本书精选了包括中药内服偏验方、食疗偏方、外用偏验方在内的百余种实用的治疗肾病的偏验方，并在文中指导读者辨证应用，其内容全面系统，文字通俗易懂，方法科学实用，适合肾病患者及家属阅读，也可供临床医生及中医爱好者参考。

图书在版编目（CIP）数据

　　肾病偏验方 / 梁庆伟，石磊主编 . — 北京：中国医药科技出版社，2017.5

　　（家庭必备偏验方系列）

　　ISBN 978-7-5067-9071-0

　　Ⅰ . ①肾… 　Ⅱ . ①梁… ②石… 　Ⅲ . ①肾疾病—土方—汇编

Ⅳ . ① R289.51

　　中国版本图书馆 CIP 数据核字（2017）第 027500 号

美术编辑　　陈君杞

版式设计　　也　在

出版　　中国医药科技出版社

地址　　北京市海淀区文慧园北路甲 22 号

邮编　　100082

电话　　发行：010 - 62227427　邮购：010 - 62236938

网址　　www.cmstp.com

规格　　880 × 1230mm $\frac{1}{32}$

印张　　5 $\frac{3}{4}$

字数　　124 千字

版次　　2017 年 5 月第 1 版

印次　　2017 年 5 月第 1 次印刷

印刷　　北京九天众诚印刷有限公司

经销　　全国各地新华书店

书号　　ISBN 978-7-5067-9071-0

定价　　**25.00 元**

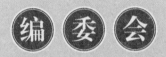

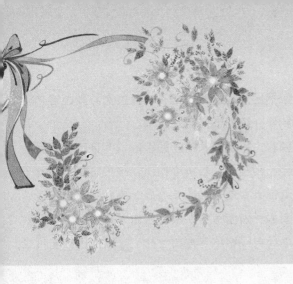

前　言

　　古人有"千方易得，一效难求"的说法。《内经》有"言病不可治者，未得其术也"。"有是病，必有是药（方）"。对于一些家庭常见疾病，一旦选对了方、用对了药，往往峰回路转，出现奇迹。

　　本丛书包括：呼吸疾病、消化疾病、糖尿病、高血压、心血管疾病、高脂血症、痛风、肝病、肾病、肿瘤、风湿性疾病、男科疾病、妇科疾病、儿科疾病、美容养生、失眠、疼痛、五官科疾病，共计18分册。每册精选古今文献中偏验方几百首，既有中药内服偏验方，又有中药外用偏验方和食疗偏方。每首偏验方适应证明确，针对性强，疗效确切，是家庭求医问药的必备参考书。

　　本套丛书引用、收集了民间流传、医家常用以及一些报刊、书籍所载的偏验方，并以中医药理论为依据，以辨证施治为原则，依托中医证型，进行分门别类，去粗存精，避免了众方杂汇、莫衷一是的弊端，使之更加贴近临床，贴近患者，贴近生活，以期达到读之能懂、学以致用、用之有效的目的。

　　本书收载了大量治疗肾病的有效中药内服偏验方、外用偏验方和食疗偏方，每方包括组成、制法用法和功效主治。其内容丰富，用料采集方便，制作介绍详细，用法明确。

需要提醒的是，偏验方只是辅助治疗的手段，并且因患者病情分型不同，治疗也会大相径庭，若辨证错误，结果可能会适得其反。所以，强烈建议读者在使用书中偏验方时务必在医生指导下使用，并且使用时间的长短由医生来决定。由于我们的水平和掌握的资料有限，书中尚存一些不尽善美之处，敬请广大读者批评指正。

编者

2016 年 10 月

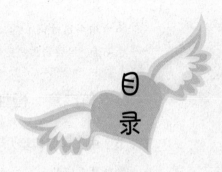

目 录

第一章　急性肾盂肾炎　/　1

1

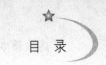

第四章　慢性肾衰竭　/　26

第五章　急性肾小球肾炎　/　35

第二节　食疗偏方　/　42

第三节　中药外用偏验方　/　50

第七章　隐匿型肾小球肾炎 / 80

第一节　中药内服偏验方 / 81

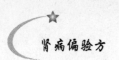

第八章 慢性尿酸肾病 / 95

第一章　急性肾盂肾炎

　　急性肾盂肾炎是细菌直接引起的肾盂、肾盏和肾实质的急性感染性炎症，本病可发于各年龄组，但多见于已婚育龄女性。本病病因为病原直接引起感染性肾脏病变，其中以大肠杆菌最为多见。劳累、受寒、上呼吸道感染、不洁性生活、会阴卫生不良等常为发病诱因。病情迁延难以恢复，甚至并发革兰阴性杆菌败血症、肾脓肿、肾乳头坏死等。本病表现多为急骤起病，常有寒战、高热（体温可达 39℃以上），全身不适，疲乏，无力，食欲减退，恶心呕吐，甚至腹胀、腹痛或腹泻，常有尿频、尿急、尿痛等尿路刺激症状，大多伴腰痛和肾区不适，肾区有压痛和叩击痛，腹部和上输尿管点、中输尿管点和耻骨上膀胱区有压痛，尿液外观混浊，可见脓尿或血尿。血行感染者以全身表现为主，上行感染者则先出现泌尿系症状。

　　本病在中医学中属于"热淋""血淋""腰痛"等病症范畴，肾虚膀胱湿热是其主要病机。病因或由多食辛热肥甘之品，或因嗜酒太过，酿成酒热，下注膀胱，或因下阴不洁，秽浊之邪侵入膀胱而呈湿热之证。治疗上总以清热利湿、利尿通淋为大法，抑或兼以扶正。急性肾盂肾炎的中医辨证分型如下。

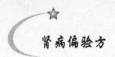

1. 膀胱湿热

由于湿热蕴结下焦，膀胱气化失司所致。症见尿意频频，小便短数，灼热刺痛。湿热邪气侵犯于肾则见腰痛；湿热内蕴，正邪相争，则见恶寒发热，口苦，呕恶，或大便秘结，舌红，苔薄黄或黄腻，脉濡数或滑数。

2. 肝郁气滞

由于情志怫郁，肝失条达，气郁化火所致。症见面红目赤，胁痛口苦。气机郁结，膀胱气化不利，故见尿热尿急，尿频涩滞，淋沥不尽，少腹满痛，舌质红，苔黄腻，脉弦数。

3. 脾肾气虚

多见于年老体弱者。症见尿频尿热，小便赤涩，或尿色混浊，腰膝酸软，神疲乏力，少腹坠胀，舌淡红，苔薄白，脉沉细。

4. 肾阴亏虚

由于虚火灼络所致。症见头晕耳鸣，五心烦热，咽干唇燥，腰痛腰酸，尿频尿急，尿痛尿热，甚则血尿淋涩，舌红少苔，脉细数。

第一节　中药内服偏验方

金丝草茶

【组成】金丝草鲜品 50g。

【制法用法】煎汤代茶饮，每日 1 剂。

【功效主治】清热解毒，利尿凉血。适用于急性肾盂肾炎。

银花三草汤

【组成】金银花、益母草、旱莲草各15g，车前草30g。

【制法用法】水煎服，每日1剂。

【功效主治】清热利湿，凉血活血，滋补肝肾。适用于急性肾盂肾炎。

小柴胡汤加味

【组成】柴胡、半夏、白茅根各30g，黄芩、党参、甘草、生姜各12g，大枣4枚。

【制法用法】水煎，每日1剂。

【功效主治】疏肝理气，清热燥湿，泻火解毒。适用于急性肾盂肾炎。

益元清淋汤

【组成】生地、玄参、白芍各20g，金钱草30g，黄芩、海金沙各12g，当归、石韦各15g，黑栀子、淡竹叶、甘草梢各10g。

【制法用法】水煎服，每日1剂，连服7天。

【功效主治】清利湿热，利尿通淋。适用于妊娠并发急性肾盂肾炎。

解毒通淋汤

【组成】金银花、蒲公英各30g，白茅根20g，土茯苓、滑石（包煎）、丹参各10g，香附6g，生甘草4g。

【制法用法】先用凉水将药浸泡1~2小时，用急火煎开，改文火煎取300ml，再加水复煎，取200ml，将两次药液混和。每日 1 剂，分 2 次服。

【功效主治】清热解毒，利湿通淋。适用于急性肾盂肾炎。

公英石韦汤

【组成】蒲公英、石韦、马齿苋各 30g，柴胡 15g，萹蓄、败酱草各 12g，黄柏、苦参各 9g。

【制法用法】水煎，每日 1 剂，分 2 次服。

【功效主治】清热解毒，清利湿热，利尿通淋。适用于急性肾盂肾炎。

栀柏猪苓汤

【组成】猪苓、茯苓、泽泻各 12g，栀子、黄柏、阿胶（烊）各 10g，甘草 6g。

【制法用法】水煎，每日 1 剂，分 2 次服。

【功效主治】清热利湿，通淋。适用于急性肾盂肾炎。

消利通淋汤

【组成】栀子、赤芍、荔枝草各 15g，黄柏、泽泻、茯苓、生地 10g，甘草 6g。

【制法用法】水煎，每日 1 剂。

【功效主治】清热利湿，通淋。适用于急性肾盂肾炎。

清热利湿通淋汤

【组成】蒲公英 30g，萹蓄、瞿麦各 20g，生大黄、炒栀子、川牛膝各 10g。

【制法用法】水煎 2 次，每日 1 剂，分 2 次服。

【功效主治】清热利湿，通淋。适用于急性肾盂肾炎。

通淋利湿汤

【组成】金银花（后入）、萹蓄各 30g，黄柏 25g，石韦 20g，连翘、萆薢各 15g，白蔻仁（后入）、木通、甘草各 10g。

【制法用法】水煎服，每日 1 剂。

【功效主治】清热利湿，通淋。适用于急性肾盂肾炎。

四妙散加味

【组成】黄柏、苍术、牛膝各 10g，蒲公英、白花蛇舌草各 15g，金银花、土茯苓各 30g。

【制法用法】上药一煎加水 500ml，武火煎至 200ml；二煎同前，将两煎药汁兑合。每日 1 剂，分 2 次温服，7 天为 1 个疗程。

【功效主治】清热利湿，化浊通淋。适用于急性肾盂肾炎。

寒通二丁半汤

【组成】滑石（包煎）、紫花地丁、黄花地丁各 30g，生杭芍、半枝莲各 15g，知母 12g，黄柏 10g。

【制法用法】水煎 2 次，每日 1 剂。同时嘱患者多饮水，每天进水量保持在 1500ml 以上，保持尿路通畅。

【功效主治】清热泻火，解毒通淋。适用于急性肾盂肾炎。

柴苓汤

【组成】柴胡、炒黄芩、枳壳（或枳实）、虎杖、萹蓄、炒山栀、滑石（包煎）各 10g，车前子 15g，生甘草 4g。

【制法用法】水煎，每日 1 剂，分 2 次服。

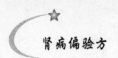

【功效主治】和解少阳，清热利湿。适用于急性肾盂肾炎。

三草通淋汤

【组成】鱼腥草、蒲公英各 30g，车前草、石韦、丹参、金银花各 15g，木通 10g，甘草 6g，琥珀（冲）2g。

【制法用法】水煎，每日 1 剂，分 2 次服。

【功效主治】清热解毒，利湿通淋，活血化瘀。适用于急性肾盂肾炎。

柴芩红蒲茅根汤

【组成】柴胡 12g，黄芩 15g，蒲公英、红藤、车前草、白茅根 30g。

【制法用法】水煎，每日 1 剂，分 3 次服。

【功效主治】泻火通淋，疏肝清热。适用于急性肾盂肾炎。

通淋汤

【组成】滑石 30g，泽泻、石韦各 20g，苦参、郁金、瞿麦各 15g，黄柏 10g，木通 9g。

【制法用法】水煎，每日 1 剂，分 2 次服。

【功效主治】清热解毒，利湿通淋。适用于肾盂肾炎。

第二节　食疗偏方

莲子甘草汤

【组成】莲子（去心）60g，生甘草 10g，冰糖适量。

【制法用法】将莲子、甘草分别洗净，砂锅上火，加水适量，放入莲子、甘草，小火煎煮至莲子熟烂，稍加冰糖即可吃莲子饮汤。

【功效主治】清热泻火，补脾益肾。适用于急性肾盂肾炎、泌尿系感染，症见尿急，尿频，小便赤浊。

荸荠茅根汤

【组成】荸荠120g，白茅根60g。

【制法用法】将荸荠去皮；白茅根洗净。锅上火，加清水适量（约500ml），放入荸荠、白茅根煮沸后，再煮20分钟即可饮汤吃荸荠。

【功效主治】清热生津，利水通淋，凉血止血。适用于急慢性肾盂肾炎，症见尿频，尿急，尿痛及伴血尿。

紫苏炒田螺

【组成】田螺250g，鲜紫苏叶5片，食盐、花生油各适量。

【制法用法】将紫苏叶洗净，切碎；田螺先用清水养几天，并勤换水以除去泥污，去其壳顶尖，洗净沥干。锅放油烧热，下紫苏炒一会儿，再放田螺炒一会儿后，放食盐炒熟即可佐餐食用。

【功效主治】适用于急性肾盂肾炎。

黄精炖猪瘦肉

【组成】黄精50g，猪瘦肉200g，葱段、姜片、料酒、食盐、味精各适量。

【制法用法】将黄精、猪瘦肉分别洗净，切成3cm长、1.5cm宽的小块。砂锅上火，加水适量，放入黄精、猪瘦肉块、葱段、姜片、食盐、料酒，用文火炖至熟烂即成。食用时，加少许味精调味，吃肉喝汤。

【功效主治】滋肾润脾，补脾益气。适用于急性肾盂肾炎。

茅根粥

【组成】鲜白茅根 200g，粳米 30g，冰糖适量。

【制法用法】取鲜茅根去节间须根，洗净切碎入砂锅内煎煮取汁，去渣，入粳米、冰糖，煮至粥熟即可。空腹服食。

【功效主治】清热利尿。适用于急性肾盂肾炎。

车前叶粥

【组成】新鲜车前叶 30g，粳米 10g，葱白 3 根。

【制法用法】先将车前叶、葱白洗净，切碎，入砂锅内，加水 200ml，煎至 100ml 时，去渣取汁，然后加入粳米，再加水 600ml，煮成稀粥。每日 2 次，温热服食，5~7 日为 1 个疗程。

【功效主治】清热解毒，利尿通淋。适用于急性肾盂肾炎。

滑石瞿麦粥

【组成】滑石 30g，瞿麦 10g，粳米 30g。

【制法用法】先将滑石用布包扎，再与瞿麦同入砂锅中煎煮，取汁，去渣，以汁代水，加入粳米，如常法煮为稀粥。每日 1 次，空腹温热服食。

【功效主治】清热利尿，通淋。适用于急性肾盂肾炎。

茅根公英粥

【组成】白茅根、蒲公英各 60g，金银花 30g，粳米 50g。

【制法用法】先煎白茅根、蒲公英、金银花，去渣取汁，再入粳米煮成粥。任意服食。

【功效主治】清热利尿，通淋。适用于急性肾盂肾炎。

玉米须车前叶粥

【组成】玉米须、鲜车前叶各 30g，葱白 1 根，粳米 50g。

【制法用法】将车前叶洗净、切碎，同玉米须、葱白煮汁，去渣，加粳米煮成粥。每日 2~3 次，5~7 日为 1 个疗程。

【功效主治】清热利尿，通淋。适用于急性肾盂肾炎。

黑豆薏苡仁茶

【组成】黑豆 100g，薏苡仁 30g。

【制法用法】将黑豆、薏苡仁均洗净。砂锅内加水适量，下入黑豆、薏苡仁，旺火烧沸后，文火煮 60 分钟至豆熟烂即可。温热服食，饮茶吃豆。

【功效主治】清热，利水渗湿。适用于急性肾盂肾炎。

小贴士
急性肾盂肾炎患者日常生活的预防

肾盂肾炎主要是致病菌入侵上行性感染所致，主要措施是预防致病菌感染尿路，具体方法如下。

1. 注意阴部清洁，以减少尿道口的细菌群，必要时可用新霉素或呋喃旦啶油膏涂于尿道口旁黏膜或会阴部皮肤，以减少上行性再发感染。

2. 尽量避免使用尿路器械，必要时应严格无菌操作。

3. 坚持每天多饮水，勤排尿，以冲洗膀胱和尿道。避免细菌在尿路繁殖，这是最简便又有效的措施。

4. 反复发作的肾盂肾炎妇女，应每晚服 1 个剂量的抗生素预防，可任选复方磺胺甲噁唑片、呋喃妥因、阿莫西林或头孢拉定等药物中一种，如无不良反应，可用至 1 年以上。如发病与房事有关，于性生活后宜立即排尿，并服 1 个剂量的抗生素，也可减少肾盂肾炎的再发。

第二章　慢性肾盂肾炎

慢性肾盂肾炎病变主要侵犯肾间质和肾盂、肾盏组织，由于炎症的持续进行或反复发生导致肾间质、肾盂、肾盏的损害，形成瘢痕，以至肾发生萎缩和出现功能障碍。患者可能仅有腰酸和（或）低热，而没有明显的尿路感染的尿痛、尿频和尿急症状，其主要表现是夜尿增多及尿中有少量白细胞和蛋白等，患者有长期或反复发作的尿路感染病史，在晚期可出现尿毒症。

本病的临床表现多不典型，常复杂多样，典型者呈反复发作，有尿频、尿急、尿痛等尿路刺激征，腰痛，低热或中度发热；有的仅有不规则低热，易疲乏，轻度食欲不振，或仅以血尿、高血压为主。部分年轻患者仅有菌尿症而无其他症状，晚期患者有肾小管功能减退、肾小管性酸中毒和尿毒症，可能有坏死性乳头炎、肾周围脓肿等并发症。

本病多属中医学"淋证""劳淋""虚劳""腰痛""尿血"等病症范畴。在治疗上以清利湿热、滋阴降火、益气养阴、温补脾肾、化瘀通下为大法。慢性肾盂肾炎的中医辨证分型如下。

1. 脾肾气虚

倦怠乏力，纳呆腹胀，腰酸腰痛，尿频清长或夜尿多，大便稀软，时感小便涩滞，但不甚显著，舌淡，苔薄白，脉沉细无力。

2. 脾肾亏损

小便频数，淋涩不已，时好时发，遇劳尤甚，伴有面浮肢肿，腰膝酸软，纳呆腹胀，便溏呕恶，畏寒肢冷，舌淡，苔白，或有齿印，脉沉弱或滑。

3. 肝肾阴虚

头晕耳鸣，甚则头痛，潮热盗汗，五心烦热，口干唇燥，腰酸痛，小便短涩而黄，血压偏高，舌质偏红，苔薄黄或少苔，脉沉细或弦细。

4. 气阴两虚

小便黄浊涩滞，尿意不尽，或淋漓不畅，反复发作，病程缠绵，倦怠乏力，少气懒言，腰酸痛，低热口干，但不欲饮，或手足心热，舌质红，舌体小，苔薄白，少津或少苔，脉沉细或弱。

5. 三焦湿热

寒战高热，午后热甚，身重疼痛，胸闷不饥，口干不欲饮，脘腹痞满，时感恶心欲吐，小便浑浊，尿时涩痛，舌苔厚腻或黄腻，脉濡数或滑数。

6. 湿热中阻

寒战高热，午后为甚，脘腹痞满，胸闷不饥，不欲饮，大便秘结或溏，腰酸痛，小便涩赤，尿时疼涩，苔黄腻，脉滑数。

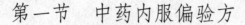

第一节　中药内服偏验方

珍珠草

【组成】珍珠草（叶下珠）30g，大枣 6 枚。

【制法用法】珍珠草（全草）洗净晾干，勿放阳光下曝晒，以免叶果脱落，影响疗效。取全草 30g，加大枣 6 枚，水煎 2 次，初煎液 1 次空腹服用，复煎液作茶饮，每日 1 剂。

【功效主治】清热渗湿，利水。适用于慢性肾盂肾炎。

脾肾双补清湿汤

【组成】枸杞子 25g，党参、白术、茯苓、当归、知母、山药各 20g，黄芩、仙茅、淫羊藿各 15g，黄柏 10g。

【制法用法】水煎，每日 1 剂，分 2 次服。

【功效主治】补益脾肾，清热利湿。适用于慢性肾盂肾炎。

龙胆泻肝汤

【组成】龙胆草、栀子、黄芩、泽泻各 10g，生地 20g，车前子（包煎）30g，柴胡 7.5g，木通 5g。

【制法用法】水煎，每日 1 剂，分 2 次服。

【功效主治】疏肝利胆，清热利湿。适用于慢性肾盂肾炎。

二丁汤

【组成】紫花地丁、车前子、黄花地丁各 30g，太子参、炒白术、怀山药、茯苓各 10g，泽泻 9g，炙鸡内金 5g。

【制法用法】水煎，每日 1 剂，分 2 次服。

【功效主治】清热解毒，健脾通淋。适用于慢性肾盂肾炎。

银翘石斛汤

【组成】金银花、净连翘各 15g，川石斛、怀山药、丹皮、茯苓、福泽泻、生地、熟地各 10g。

【制法用法】水煎，每日 1 剂，分 2 次服。

【功效主治】清热解毒，滋养肾阴，利水渗湿。适用于慢性肾盂肾炎。

补肾活血汤

【组成】生地、泽兰各 10g，炮穿山甲（打碎，先煎）12g，山萸肉、怀山药、赤芍各 15g，白花蛇舌草 25g。

【制法用法】水煎，每日 1 剂，分 2 次服。

【功效主治】补肾活血，清热利湿。适用于慢性肾盂肾炎。

活血益肾汤

【组成】金钱草 20g，丹参 15g，赤芍、生地各 10g，大黄 9g，丹皮、山萸肉各 6g。

【制法用法】水煎，每日 1 剂，早晚各 1 次温服。急性发作期 5~7 天为 1 个疗程，慢性期 1 个月为 1 个疗程。

【功效主治】活血化瘀，滋养肾阴，清利湿热。适用于慢性肾盂肾炎。

猪苓汤加味

【组成】猪苓、茯苓、鱼腥草、黄芪、白茅根各 20g，泽泻、滑石（包煎）各 15g，柴胡、阿胶（烊化）、陈皮各 10g。

【制法用法】水煎，每日 1 剂，分 2 次服。

【功效主治】清热利湿，通淋利水，益气养阴。适用于慢性肾盂肾炎。

益肾通淋方

【组成】黄芪 30g，白花蛇舌草 20g，王不留行、蒲公英、连翘、枸杞子、党参、山茱萸、石韦各 15g，赤芍、甘草各 10g。

【制法用法】水煎，取汁 200ml。每日 1 剂，分 2 次早晚饭前 30 分钟口服，每次 100ml。2 周为 1 个疗程，必要时连续治疗 2 个疗程。

【功效主治】补益脾肾，利湿逐瘀。适用于慢性肾盂肾炎。

第二节　食疗偏方

黄芪茯苓猪骨汤

【组成】猪脊骨 500g，土茯苓 60g，黄芪 30g。

【制法用法】将猪脊骨洗净，斩碎。土茯苓、黄芪分别洗净，与猪脊骨一起放入砂锅内，加清水适量，先用武火煮沸，再改用文火煲 2 小时，调味即可佐餐食用。

【功效主治】健脾益气，滋肾强腰。适用于慢性肾盂肾炎，脾虚湿聚所致的水肿，小便不利，四肢乏力，腰膝酸软，食少神疲。

赤豆桑皮汤

【组成】赤小豆 60g，桑白皮 15g。

【制法用法】将赤小豆、桑白皮共入砂锅中，加水煎煮至豆熟烂后离火，去桑白皮，吃豆喝汤。每日1剂，连用7日为1个疗程。

【功效主治】健脾利湿。适用于肾盂肾炎，肚腹胀满，胃纳减少，小便不利。

干姜粥

【组成】干姜5g，茯苓15g，红枣5枚，粳米100g。

【制法用法】先将干姜、茯苓煎汁，去渣，再与红枣、粳米煮为稀粥。日服1次。

【功效主治】温中健脾利湿。适用于慢性肾盂肾炎。

神曲枳砂茶

【组成】神曲5g，枳实、砂仁、白术各3g，人参2g，红茶3g，红糖10g。

【制法用法】将人参、白术、枳实、砂仁捣碎，同神曲、红茶一起放入茶壶内，加沸水浸泡15分钟，加红糖溶化即可。每日1剂。

【功效主治】适用于慢性肾盂肾炎。

谷芽茯泽茶

【组成】谷芽5g，茯苓、泽泻、神曲、山楂各2g，绿茶3g。

【制法用法】将山楂、茯苓、泽泻捣碎，同谷芽、神曲、绿茶一起放入茶壶中，用沸水浸泡15分钟，即可饮用。

【功效主治】健脾利湿。适用于慢性肾盂肾炎。

黄芪粥

【组成】黄芪、生薏苡仁、糯米各 30g，赤小豆 15g，鸡内金 10g，金橘饼 2 枚。

【制法用法】黄芪加水 600ml，煮 20 分钟，去渣，入薏苡仁、赤小豆，煮 30 分钟，再入鸡内金末、糯米，同煮为粥。每日 1 剂，分 2 次温热食用。每次食后，嚼金橘饼 1 枚。

【功效主治】益气健脾，利水渗湿。适用于慢性肾盂肾炎。

薏苡仁绿豆茶

【组成】绿豆 30g，薏苡仁 30g，白糖少许。

【制法用法】将薏苡仁、绿豆洗净，加水适量，用旺火烧沸，后用文火煮至熟烂，加白糖调味，即可随量饮用。

【功效主治】清热利湿。适用于慢性肾盂肾炎。

黄柏玉米甜茶

【组成】玉米 150g，黄柏 10g，红糖适量。

【制法用法】将玉米、黄柏洗净。锅上火，加适量清水，放入玉米、黄柏煮沸 15~20 分钟，加红糖调味即成。

【功效主治】清热解毒，燥湿利水。适用于慢性肾盂肾炎。

莲枣山药粥

【组成】莲子 50g，大枣 15 枚，山药、糯米各 100g，白糖适量。

【制法用法】将莲子、大枣、山药先煎 20 分钟，再入糯米煮为稀粥。

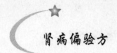

【功效主治】适用于慢性肾盂肾炎。

车前子茶

【组成】炒车前子 10g，红茶 3g。

【制法用法】将炒车前子、红茶同放入茶杯中用沸水浸泡。加盖闷 15 分钟，即可饮用。

【功效主治】清热利尿，渗湿止泻。适用于慢性肾盂肾炎。

麦冬瓜皮茶

【组成】麦门冬 5g，冬瓜皮 10g，绿茶 5g。

【制法用法】将麦门冬粉碎，与冬瓜皮、绿茶一起加水煎煮 15 分钟，即可饮用，可多次温热饮用。

【功效主治】滋阴利尿。适用于慢性肾盂肾炎。

石榴叶生姜茶

【组成】石榴叶 60g，生姜 15g，食盐 3g，红茶 5g。

【制法用法】将石榴叶、生姜粉碎同炒至黑，放入锅中加适量水煎汁，用煎沸的汁浸泡红茶加食盐溶解即可。每日 1 剂。

【功效主治】适用于慢性肾盂肾炎。

双根茶

【组成】鲜芦根 60g，鲜白茅根 30g，绿茶 3g，冰糖 10g。

【制法用法】将芦根、白茅根捣碎，同绿茶、冰糖一起放入茶杯中，加沸水冲泡 15 分钟。温热饮用，每日 1 剂。

【功效主治】清热解毒，利尿。适用于慢性肾盂肾炎。

小贴士

慢性肾盂肾炎患者饮食注意事项

1. 忌高脂食物。慢性肾小球肾炎患者有高血压和贫血的症状，动物脂肪对于高血压和贫血是不利因素，因为脂肪能加重动脉硬化和抑制造血功能，故慢性肾小球肾炎病人不宜过多食用。但慢性肾小球肾炎如没有脂肪摄入，机体会变得更加虚弱，故在日常生活中可用植物油代替，每日建议摄入60g左右。

2. 限制食盐。水肿、血容量与钠盐的关系极大。每1g盐可带进110ml左右的水，肾炎患者如进食过量的食盐，而排尿功能又受损，常会加重水肿症状，血容量增大，造成心力衰竭，故必须限制食盐，给予低盐饮食。每日盐的摄入量应控制在2~4g以下，以防水肿加重和血容量增加而发生意外。

3. 限制含氮高的食物。为了减轻肾脏的负担，应限制刺激肾脏细胞的食物，如菠菜、芹菜、小萝卜、豆类、豆制品、沙丁鱼及鸡汤、鱼汤、肉汤等。因为这些食物中含氮较高，在肾功能不良时，其代谢产物不能及时排出，对肾功能有负面影响。

4. 忌用强烈调味品。强烈调味品如胡椒、芥末、咖喱、辣椒等对肾功能不利，应忌食。由于多食味精后会口渴欲饮，在限制饮水量时，也应少用味精。

5. 限制植物蛋白质。蛋白质摄入量应视肾功能的情况而定。当病人出现少尿、水肿、高血压和氮质滞留时，每日蛋白质的摄入量应控制在20~40g，以减轻肾脏的负担，避免非蛋白氮在体内的积存。特别是植物蛋白质中含大量的嘌呤碱，能加重肾脏的中间代谢，故不宜用豆类及豆制品作为营养补充。豆类及豆制品包括黄豆、绿豆、蚕豆、豆浆、豆腐等。

6.限制液体量。慢性肾小球肾炎患者有高血压及水肿时，要限制液体的摄入，每日摄入量应控制在1200~1500ml，其中包括饮料及菜肴中的含水量800ml。若水肿严重，则进水量更要严格控制。在排尿的情况下，则可适当放宽。

第三章　急性肾衰竭

　　急性肾衰竭，是一种由多种病因引起的临床常见危重病症，为肾功能在数天或数周内迅速恶化、体内代谢产物潴留、肾小球滤过率下降以及由此引起的水、电解质及酸碱平衡紊乱的临床综合征。本病起病急骤，进展迅速，临床死亡率极高。临床表现多为急骤起病，常伴寒战、高热（体温可达39℃以上），全身不适，疲乏，无力，食欲减退，恶心呕吐，甚至腹胀、腹痛或腹泻，常有尿频、尿急、尿痛等尿路刺激症状，大多伴腰痛和肾区不适，肾区有压痛和叩击痛，腹部和上输尿管点、中输尿管点和耻骨上膀胱区有压痛，尿液外观混浊，可见脓尿或血尿。

　　本病属于中医学"关格""癃闭""肾风"范畴。病机主要为湿热邪毒壅滞三焦，肺脾肾膀胱功能失调，或湿邪浊毒阻滞，损及脾胃，肾虚不能化水，以及瘀血阻络等，导致水液不能正常排泄，浊邪积聚体内，泛于三焦，从而出现尿少、尿闭，浊毒潴留的严重证候。急性肾衰竭的中医辨证分型如下。

1. 热毒炽盛

　　小便短涩或闭塞不通，高热烦渴，气喘息促，便秘或伴有肢体水肿，舌质红，苔黄，脉数。

2.肝风内动

尿少或尿闭，手足蠕动，肌肉眴动或抽搐，烦躁不安，甚则神昏狂躁，舌质光红或卷缩，脉弦细数。

3.阴阳两虚

尿少尿闭，全身浮肿，心悸怔忡，唇甲青紫，口中尿味而咸，汗出而黏，手足厥冷，舌红绛干燥，脉细数或沉伏。

4.瘀阻水停

尿少或排尿涩痛，肢体水肿，或见尿血、鼻衄、吐血、便血、皮肤紫斑，舌暗红或有瘀斑，脉细涩。

5.邪闭心包

尿闭，烦躁不安，神昏谵语，痉厥，舌质红，苔白厚，脉沉。

6.湿热蕴结

小便灼热，短赤不爽，肢体浮肿，胸脘痞满，纳呆，恶心欲吐或呕吐，口苦而黏，舌质红，苔黄腻，脉滑数。

7.痰浊壅肺

小便不畅或尿闭，咳嗽痰声漉漉，喘促气急，或呼吸深慢而微弱，甚则不能平卧，纳呆呕恶，舌红，苔薄白，脉沉细。

8.水湿困脾

小便量少不爽，肢体浮肿，少腹坠胀，纳呆，口中黏腻尿臭，嗳气恶心，欲吐或呕吐，神疲乏力，舌质淡胖，舌苔厚腻，脉沉细。

灌肠偏验方

灌肠合剂Ⅰ号

【组成】生大黄、槐实各15g，牡蛎30g，黄柏10g，细辛3g。

【制法用法】每日1剂，水煎2次，每次加水300~500ml，煎至150~250ml，待药液降温至37℃~38℃时，缓缓灌入直肠内。保留30~60分钟后排出。每日2次，使每日大便保持在3~4次，一疗程7~14天。

【功效主治】清热燥湿，泻浊解毒。适用于小儿急性肾衰竭。

大黄透析液

【组成】生大黄粉、槐花、蒲公英、益母草各30g，煅牡蛎60g。

【制法用法】先煎后4味，取汁200ml，再加入生大黄粉调匀，离火焖煮10分钟后，滤出药汁，冷却至30℃~41℃便可用于灌肠。按每分钟100滴的速率，徐徐滴入直肠。每日1次，结束后保留1~2小时后排便。

【功效主治】适用于流行性出血热所致急性肾衰竭。

二黄液

【组成】大黄、黄芪各30g，丹参、红花各20g。

【制法用法】水煎液灌肠，每日2次。

【功效主治】适用于急性肾衰竭。

小贴士

急性肾衰竭患者饮食原则

1. 急性肾衰竭患者饮食应注意蛋白质的摄入量。限制蛋白质的摄入量可减少血中的氮质滞留，减轻肾脏的负担，从而延缓肾衰竭进程。一般主张摄入蛋白质每日 0.4~0.6g/kg 体重，且应选用优质蛋白质，如鸡蛋、牛奶、瘦肉等动物蛋白，其中所含必需氨基酸较高，而且在体内分解后产生的含氮物质较少。植物蛋白质如豆制品、玉米、面粉、大米等含必需氨基酸较少，非必需氨基酸较多，生物效价低，故称为"低质蛋白"，应予适当限量。

2. 急性肾衰竭患者饮食应注意盐的摄入量。如果急性肾衰竭患者没有水肿或高血压的情况则不必限盐，可与正常人一样每日进盐 10g。限制盐的摄入量主要是针对伴有水肿和高血压的患者，因为不限制盐可加重水钠潴留，使水肿难以消退，引起血压升高。一般每天，控制盐的摄入量在 2~3g。尿少、血钾升高者还应限制钾盐摄入量。

3. 急性肾衰竭患者应注意水的摄入量。急性肾衰竭患者如果没有尿少水肿的情况是不需要控制水的摄入量的，水肿的患者主要应根据尿量及水肿的程度来掌握水的摄入量。一般而言，若水肿明显时，除进食以外，水的摄入量最好限制在 500~800ml/ 日较为适宜。患尿路感染之后，为避免和减少细菌在尿路中停留与繁殖，患者应多饮水，勤排尿，以达到经常冲洗膀胱和尿道的目的。

第四章　慢性肾衰竭

慢性肾衰竭是肾功能不全的严重阶段，为各种肾脏疾病持续发展造成的慢性进行性肾损害，临床主要以代谢产物潴留，水、电解质、酸碱平衡失调和全身各系统症状为主要表现的临床综合征。按肾功能损害的程度，可分 4 期：即肾功能代偿期、氮质血症期、肾衰竭期（尿毒症早期）、肾衰竭终末期（尿毒症晚期）。目前本病西医尚无特效治疗方法，一般原则是去除病因、控制蛋白摄入，及时处理代谢性酸中毒，纠正水、电解质平衡失调，以及对症处理。对缓慢发展到终末期的慢性肾衰竭患者则主要采取透析疗法和肾移植。

本病属中医学"水肿""关格""癃闭""腰痛""虚劳"等范畴。临床常采用泄浊导滞、清热解毒、活血化瘀诸法以攻邪，补肾健脾以固本。慢性肾衰竭的辨证分型如下。

1. 脾气虚弱

恶心欲呕，腹胀纳差，口中黏腻无味，或口苦口干，大便干结，面色萎顿，神疲肢倦，苔厚黄腻，脉细滑数。

2. 脾肾阳虚

疲乏倦怠，容易感冒，不思纳食，呕吐清水，口中尿臭，大便溏垢，小便清长，畏寒肢冷，面色㿠白或晦滞，舌偏淡体胖，有齿印，苔白而润，脉沉细或濡细。

3.脾肾阴虚

神疲乏力，腰膝酸软，动则气短，口干唇燥，手足心热，或有午后潮热，大便干燥，尿少色黄，面色少华，舌红，苔薄黄腻，脉沉细带数。

4.浊阴闭窍

痰涎壅盛，恶心呕吐，不思饮食，浮肿尿少，嗜睡，甚则循衣摸床，逐渐昏迷，面白晦滞，四肢不温，舌淡体胖，苔白腻，脉沉缓。

第一节　中药内服偏验方

海螵蛸散

【组成】海螵蛸。

【制法用法】研末。每次服 3g，每日 3 次，1 个月为 1 个疗程。

【功效主治】适用于慢性肾衰竭高磷血症。

加味温脾汤

【组成】大黄、人参、甘草、干姜、附子各 10g，冬虫夏草 3g。

【制法用法】水煎 2 次，取汁 300ml。每日 1 剂，早晚温服各 150ml，1 个月为 1 个疗程。

【功效主治】温补脾肾，祛湿化浊。适用于慢性肾衰竭。

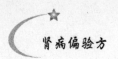

赤黄散

【组成】赤石脂 1 份，生大黄 2 份，黄芪 2 份，茯苓 1.5 份，陈皮 1 份，砂仁 0.5 份，仙灵脾 1 份，菟丝子 1 份。

【制法用法】上药研末。每次冲服 10g，每日服 3 次，饭后 0.5~1 小时服用。保证大便每日 2~4 次，若大便每日少于 2 次者，另加适量生大黄粉冲服。

【功效主治】温通阳气，泄浊排毒。适用于慢性肾衰竭。

附子泻心汤

【组成】淡附子、黄芩、大黄各 5g，川黄连 3g，马鞭草、六月雪各 30g。

【制法用法】水煎服。每天早晚 2 次，每日 1 剂。

【功效主治】扶正祛邪，泻浊解毒，温肾利湿。适用于慢性肾衰竭。

益肾汤

【组成】黄芪 10g，白术、冬葵子、苦参、当归、丹参各 15g，茯苓 20g，益母草 25g。

【制法用法】水煎服。每天 2 次，每日 1 剂。

【功效主治】清热利湿，益气补血。适用于慢性肾衰竭。

降浊散

【组成】冬虫夏草 3g，大黄、红参各 10g，丹参、六月雪、黄芪各 15g。

【制法用法】上药研末为散。每次口服 3g，每日 3 次，并可

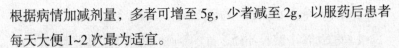

根据病情加减剂量，多者可增至 5g，少者减至 2g，以服药后患者每天大便 1~2 次最为适宜。

【功效主治】补肾益气，活血通络。适用于慢性肾衰竭。

虫坤地黄汤

【组成】益母草 30g，生地、山药各 20g，山萸肉、泽泻、丹皮各 15g。

【制法用法】水煎服，每日 1 剂。

【功效主治】滋肾益阴，利湿化瘀。适用于慢性肾衰竭。

补肾泻浊汤

【组成】茯苓 20g，丹参、黄芪、党参、山药、熟地黄各 15g，山茱萸、泽泻、当归、大黄（后下）各 10g。

【制法用法】水煎服。每天 2 次，每日 1 剂。

【功效主治】补脾益肾，泻浊活血，利水渗湿。适用于早中期慢性肾衰竭。

肾衰方

【组成】党参 20g，白术、茯苓、当归各 10g，冬虫夏草（研）3g，生地、生大黄、川芎各 9g，肉桂 5g。

【制法用法】水煎服。每天 2 次，每日 1 剂。

【功效主治】补气温阳，泻浊祛湿。适用于慢性肾衰竭。

参芪地黄排毒汤

【组成】黄芪 30g，生山药、党参、山萸肉、茯苓、泽泻各 15g，丹皮 12g，熟地 10g，大黄 9g。

【制法用法】水煎服。每天 2 次，每日 1 剂。

【功效主治】健脾补肾，益气养血。适用于慢性肾衰竭。

解毒活血汤

【组成】连翘 2g，葛根、赤芍、紫苏叶各 15g，桃仁、红花、制大黄各 10g，甘草 5g。

【制法用法】水煎服。每天 2 次，每日 1 剂。

【功效主治】活血化瘀，清热解毒。适用于慢性肾衰竭中晚期。

第二节　食疗偏方

莲子心粥

【组成】莲子心 30g，粳米 50g，白糖适量。

【制法用法】将莲子心、粳米淘洗干净。锅上火，加适量清水，放入莲子心、粳米，先用旺火烧沸，后改用文火煮粥，粥成后，放白糖调味即成。每晚 1 次，晚餐食用。

【功效主治】适用于慢性肾衰竭多尿期。

山药扁豆粥

【组成】山药 30g，白扁豆 15g，粳米 50g，白糖少许。

【制法用法】山药去皮，洗净，切片；粳米、白扁豆洗净。锅上火，加水适量，放入粳米、白扁豆，用旺火烧沸，转用文火煮成八成熟时，再把切好的山药片、白糖放入锅内，继续煮至米烂成粥即可食用。每晚 1 次。

【功效主治】滋肾益精。适用于慢性肾衰竭多尿期。

苁蓉山地粥

【组成】肉苁蓉 15g，山药 20g，生地黄 20g，粳米 100g。

【制法用法】将肉苁蓉、山药、生地黄洗净，加适量水，煎煮 20 分钟，去渣取汁备用。然后将粳米淘洗干净，与药汁共煮成粥。每晚 1 次。

【功效主治】补肾助阳。适用于慢性肾衰竭多尿期。

粟米山药粥

【组成】粟米 50g，山药 15g。

【制法用法】将粟米、山药洗净。锅上火，加入适量清水，放入粟米、山药，用武火煮沸，文火熬煮成粥。每晚 1 次。

【功效主治】和中益肾。适用于慢性肾衰竭多尿期。

蚕豆花粥

【组成】蚕豆花 6~9g，粳米 50g。

【制法用法】将蚕豆花、粳米洗净，加适量清水，旺火烧沸后改用文火煮成稀粥。每日 2 次，早晚食用。

【功效主治】适用于慢性肾衰竭多尿期。

地肤子红枣茶

【组成】地肤子 30g，红枣 4 枚。

【制法用法】地肤子用干净纱布包好；大枣洗净。砂锅上火，加水适量，放入药包、大枣，用文火煮汤，汤成弃药包。饮茶吃枣，每日分 2 次饮用。

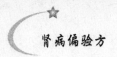

【功效主治】清利湿热，利尿通淋。适用于慢性肾衰竭多尿期。

商陆鲫鱼赤豆茶

【组成】鲫鱼240g，赤小豆120g，商陆3g。

【制法用法】将鲫鱼去鳞、鳃，去内脏，洗净；赤小豆洗净。锅上火，加水适量，放入鲫鱼、赤小豆、商陆同煮，煮至豆熟鱼烂成浓汤，即可当茶饮用。

【功效主治】清热利尿。适用于慢性肾衰竭多尿期。

山药粥

【组成】山药30g，清半夏30g，白砂糖适量。

【制法用法】先将山药研成细末。半夏用微温水泡洗数次，除净矾味，然后放入适量清水中煎煮，取清汤约2碗半，去渣，调入山药细末，再煮两三沸，粥成后，拌入白糖即可。每晚1次。

【功效主治】燥湿利水，健脾和中。适用于慢性肾衰竭多尿期。

第三节　灌肠偏验方

复方排毒煎

【组成】大黄、蒲公英、败酱草、牡蛎、益母草各30g，丹参20g。

【制法用法】加水浓煎至150~250ml，密封在瓶内备用。采用高位肠道滴入法，臀部垫高约10mm。每日1~2次，10~15天为1个疗程，一般治疗2~3个疗程。

【功效主治】适用于慢性肾衰竭。

化毒降浊汤

【组成】生大黄、蒲公英、丹参、生黄芪各 30g，制附子 15g。

【制法用法】水浓煎 200ml。每日 1 剂，分 2 次保留灌肠，保留时间在 30 分钟以上。

【功效主治】温阳益气，化瘀泻浊。适用于慢性肾衰竭。

肾衰灌肠液

【组成】大黄、大黄炭各 15g，土茯苓、牡蛎各 30g。

【制法用法】采用右侧卧位，药液温度在 37℃~39℃为宜（冬季可高 1℃~2℃）。先滑润肛管与灌肠器连接，用止血钳夹住肛管远端，倒入灌肠液，液面距肛门 15mm，打开止血钳，排气于弯盘后夹紧止血钳，左手推开一侧臀部显露肛门，右手持镊子将肛管轻轻插入肛门 15~20mm，打开止血钳，嘱病人深呼吸，放松腹部，药液在 2 分钟内灌毕，右手拔管，嘱患者忍耐，有利于药液充分吸收，药液保留应在 1.5~2 小时。每日 1 剂。

【功效主治】适用于慢性肾衰竭。

小贴士

慢性肾衰竭患者生活中应注意的事项

慢性肾衰患者日常生活中应注意的事项介绍如下。

1. 服用药物须遵守医嘱，禁止自行服用任何其他药物，以免影响疗效。如有高血压的病人可用降压药如卡托普利、硝苯地平、盐酸贝那普利片等；有系统性红斑狼疮的病人，继服泼尼松，口服西药与中药间隔 2 小时。

2. 禁烟、酒、茶、咖啡。

3. 注意休息，预防感冒，及时控制感染。

4. 禁止输血、补蛋白，特殊情况下须遵医嘱。

5. 伴高血压的病人一般 3 天测一次血压，测血压时一般为早上 8 时左右且在未服降压药之前，血压较高者要增加测血压次数。

6. 计 24 小时小便量，观察小便的颜色，气味变化。

7. 饮食要求。少尿期应限制水、盐、钾、磷和蛋白质摄入量，供给足够的热量，以减少组织蛋白的分解。不能进食者应从静脉中补充葡萄糖、氨基酸、脂肪乳等。透析治疗时患者因丢失大量蛋白，所以不需限制蛋白质摄入量，长期透析时可输血浆、水解蛋白、氨基酸等。

8. 预防感染严格执行无菌操作，加强皮肤护理及口腔护理，定时翻身，拍背。病室每日紫外线消毒。

第五章 急性肾小球肾炎

急性肾小球肾炎是由于免疫反应而引起的弥漫性肾小球毛细血管内增生性损害，以急性起病、血尿、蛋白尿、水肿、高血压及一过性氮质血症为主要表现的原发于肾小球的疾病，多发生于链球菌感染后或其他细菌、病毒及寄生虫感染后，好发于学龄儿童及青少年，男性多于女性。

本病发病前1~3周常有呼吸道或皮肤感染史，如急性咽喉炎、扁桃体炎、猩红热、水痘、麻疹、皮肤脓疱疮等，但部分患者可无前驱感染史。发病后可有全身不适、纳食减退、腰酸痛、乏力、心悸及低中度发热，浮肿，少尿及血尿，轻度高血压，少数患者血压急剧升高而致高血压脑病或左心衰竭。本病治疗一般采用控制感染、降压、利尿、注意休息以及饮食调理等。

急性肾小球肾炎一般属于中医学"水肿""阳水""风水"等范畴。治疗上，水肿为主者，多宣肺利水或健脾渗湿；以血尿为主者，则清利湿热，凉血止血；恢复期患者多正虚邪少，湿热未尽，脾肾亏虚，治宜攻（清）补兼施，多采用清热利湿、益脾补肾为主。急性肾小球肾炎中医辨证分型如下。

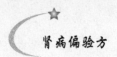

1. 风水相搏

突然起病，发热恶风，无汗或微汗，头痛咳嗽，初为眼睑浮肿，继则全身浮肿，尿少而赤，舌苔薄白，脉浮数。

2. 湿热内浸

发热烦躁，头痛头晕，甚则呕吐，皮肤可有脓疮，小便短赤，或呈血尿，全身浮肿，舌质红，舌苔黄腻，脉滑数。

3. 湿困脾土

起病较缓，多无发热，全身水肿，或浮肿较轻，面色苍黄，身体困倦，小便短赤，舌苔白或薄白腻，脉濡。

第一节 中药内服偏验方

车前茅根方

【组成】车前草、白茅根各 30g，积雪草 15g。

【制法用法】水煎，每日 1 剂，分 2 次服。

【功效主治】清热利水，通淋。适用于急性肾小球肾炎。

茯苓汤

【组成】茯苓、猪苓、泽泻各 12g，益母草 15g，蝉蜕 6g。

【制法用法】水煎至 100~200ml。每日 1 剂，分 3 次温服。

【功效主治】清热解毒，利尿通淋。适用于小儿急性肾小球肾炎。

黄芪益母草汤

【组成】黄芪 18g，益母草、生地、白茅根各 12g，黄柏、小蓟、茯苓、白术、泽泻、滑石（包煎）各 9g。

【制法用法】水煎，每日 1 剂，分 2 次服。

【功效主治】补气活血，清热利尿。适用于小儿急性肾小球肾炎。

肾炎汤

【组成】蝉蜕 15g，苏叶 10g，车前子、茯苓各 20g，益母草 30g。

【制法用法】水煎，每日 1 剂，分 2 次服。

【功效主治】清热解毒，利水渗湿，活血化瘀。适用于急性肾小球肾炎。

宣肺健脾固肾汤

【组成】党参、黄芪、茯苓、白术、山药、白茅根各 50g，杏仁、半夏各 15g。

【制法用法】水煎，每日 1 剂，分 2 次服。

【功效主治】宣肺健脾，固肾利水。适用于急性肾小球肾炎。

三草二丹汤

【组成】益母草 15g，茜草、车前草各 10g，牡丹皮、丹参、牛膝各 6g，当归 4g。

【制法用法】上药水浸半小时，水煎 2 次混合。每日 1 剂，分早中晚各服 1 次。浮肿未消退期间注意卧床休息，禁盐或低盐饮食。

【功效主治】活血化瘀，利水消肿。适用于急性肾小球肾炎。

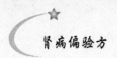

三仁汤加味

【组成】杏仁、滑石、丹参各 12g，薏苡仁、益母草各 15g，厚朴、半夏、淡竹叶各 10g，白蔻仁（后下）8g，通草 6g。

【制法用法】水煎，每日 1 剂，分 2 次服，7 日为 1 个疗程。小儿剂量酌减。

【功效主治】利尿通淋，清热利湿。适用于急性肾小球肾炎。

银翘败酱汤

【组成】金银花、蝉蜕各 6g，连翘 9g，丹参 12g，败酱草、白茅根、冬瓜子、益母草、薏苡仁、黄芪各 15g。

【制法用法】水煎服，日 1 剂。

【功效主治】清热利湿，祛风行水。适用于急性肾小球肾炎。

黄芩滑石汤

【组成】黄芩、白术、桑白皮、砂仁各 6g，滑石、茯苓、金银花、陈皮、麦冬各 10g，木通 2g。

【制法用法】水煎，每日 1 剂，分 2 次服。

【功效主治】燥湿清热，行气利水。适用于急性肾小球肾炎。

四妙汤加味

【组成】黄柏、苍术各 6g，牛膝、薏苡仁各 9g。

【制法用法】水煎 2 次，留取药汁 200ml。每日 1 剂，分早中晚餐前服用。

【功效主治】清热利湿，佐以健脾。适用于小儿急性肾小球肾炎。

蕺车前草汤

【组成】鱼腥草、车前草各 30g。

【制法用法】水煎服，日 1 剂。

【功效主治】清热解毒，利水通淋。适用于急性肾小球肾炎。

桑菊绿豆汤

【组成】桑白皮 30g，白菊花 9g，绿豆 60g。

【制法用法】水煎，每日 1 剂，分 2 次服。

【功效主治】利水消肿。适用于小儿肾小球肾炎。

单味荔枝草

【组成】荔枝草 60g。

【制法用法】水煎，煎药取汁 300ml。每日 1 剂，分 2 次服。

【功效主治】清热解毒，凉血利尿。适用于急性肾小球肾炎。

肾炎清解汤

【组成】蒲公英、白花蛇舌草、薏苡仁、益母草、白茅根各 15g，茯苓 10g，丹参、车前子、大小蓟各 7.5g，连翘 5g。

【制法用法】水煎服，日 1 剂。

【功效主治】清热解毒，利水消肿，通淋。适用于急性肾小球肾炎。

麻黄连翘赤小豆汤加减

【组成】麻黄、大枣各 4 枚，苦杏仁 6g，连翘 8g，桑白皮、益母草各 9g，土茯苓 10g，赤小豆 15g，炙甘草 3g。

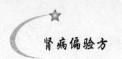

【制法用法】水煎，每日 1 剂，分 2 次服。

【功效主治】利水消肿。适用于小儿急性肾小球肾炎。

五皮饮加减

【组成】桑白皮、大腹皮、茯苓皮、冬瓜皮各 15g，陈皮 12g，猪苓、泽泻、白术各 10g。

【制法用法】水煎，每日 1 剂，分 2 次服。

【功效主治】健脾化湿，利水消肿。适用于急性肾小球肾炎。

板蒡汤

【组成】板蓝根、蒲公英、大蓟、小蓟各 20g，金银花 15g，牛蒡子、马勃（包煎）各 10g。

【制法用法】水煎，每日 1 剂，分 2 次服。

【功效主治】清热解毒，通淋利尿。适用于急性肾小球肾炎初起。

抗敏汤

【组成】蝉蜕、僵蚕、地龙、白鲜皮、地肤子、荆芥各 10g，乌梢蛇、浮萍、防己各 15g。

【制法用法】水煎，每日 1 剂，分 2 次服。

【功效主治】清热通淋，利水消肿。适用于急性肾小球肾炎。

复方地肤子汤

【组成】地肤子 15g，荆芥、苏叶、桑白皮、瞿麦、黄柏、车前子各 9g，蝉蜕 6g。

【制法用法】水煎，每日 1 剂，分 2 次服。

【功效主治】清热通淋，利水除湿。适用于急性肾小球肾炎。

黄白二苓煎

【组成】生黄芪、白茅根、茯苓各30g，猪苓、泽泻、滑石(包煎)、金银花、连翘各10g，甘草9g，通草6g。

【制法用法】水煎，每日1剂，分2次服。

【功效主治】补气利水，清热解毒。适用于急性肾小球肾炎。

益蜕合剂

【组成】益母草15g，连翘、防己、茯苓皮各10g，蝉蜕、生姜皮各6g，赤小豆30g。

【制法用法】水煎，每日1剂，分2次服。

【功效主治】清热行水，化瘀利湿。适用于急性肾小球肾炎。

五草汤

【组成】益母草30g，鹿衔草20g，鱼腥草、白花蛇舌草、车前草各15g，苍术12g。

【制法用法】水煎服，每日1剂。

【功效主治】清热解毒，利水通淋，通调三焦。适用于急性肾小球肾炎。

茅坤汤

【组成】白茅根25g，益母草、泽泻、半边莲各12g，车前子、猪苓各10g，大腹皮7.5g。

【制法用法】水煎，每日1剂，分2次服。

【功效主治】清热解毒，利水消肿。适用于急性肾小球肾炎。

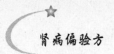

海金车前汤

【组成】海金沙、车前子、金樱子、芡实、小青草各 20g。

【制法用法】水煎，每日 1 剂，分 2 次服。

【功效主治】清热利水，健脾益肾。适用于急性肾小球肾炎。

祛风合剂

【组成】徐长卿、黄芪各 30g，丹参 20g，防风、生甘草各 15g，乌梅、蝉蜕各 12g，赤芍 10g。

【制法用法】水煎，每日 1 剂，分 2 次服。

【功效主治】祛风行水。适用于急性肾小球肾炎。

竹叶石膏汤加减

【组成】淡竹叶 9g，麦冬、丹皮各 6g，蝉蜕 5g，鹿衔草、六一散（包煎）、白茅根、车前草、粳米各 10g，生石膏（先煎）20g。

【制法用法】水煎 2 次，每次取汁约 100ml，每日 1 剂。

【功效主治】清热利湿，凉血止血。适用于急性肾小球肾炎。

第二节　食疗偏方

扁豆香薷银花汤

【组成】扁豆 30g，香薷 15g，金银花 15g，白糖适量。

【制法用法】将前 3 物共入锅内，加水煎煮，去渣取汁，调入白糖即成，代茶频饮。

【功效主治】清热解毒，健脾祛湿。适用于急性肾小球肾炎初期，伴眼睑水肿、咽喉疼痛、小便黄少者。

茅根煮赤豆汤

【组成】白茅根 250g，赤小豆 120g。

【制法用法】上药加水煮至水干，除去白茅根，将豆分数次嚼食，每日 1 剂。

【功效主治】清热解毒，利尿通淋。适用于急性肾小球肾炎。

玉米须芦根汤

【组成】玉米须 30g，芦根 1 根，红糖适量。

【制法用法】前 2 味洗净剁碎，共装入纱布药袋内，口扎紧后入锅，加水适量，用中火煮沸后再继煮 10 分钟，然后捞出药袋，加入红糖调味后即成。每日 1 次，连服 3 日为 1 个疗程。

【功效主治】利水消肿。适用于急慢性肾小球肾炎伴发热、浮肿者。

桑白皮赤豆鲫鱼汤

【组成】鲫鱼 2 条，桑白皮 60g，赤小豆 90g，陈皮 6g，生姜 2 片。

【制法用法】鲫鱼去鳞鳃及内脏，洗净；桑白皮、赤小豆、陈皮、生姜洗净，与鲫鱼同放砂煲内，加清水适量，用旺火煮沸后，改用文火煲 2 小时，调味佐餐食用。

【功效主治】清热利湿。适用于急性肾小球肾炎，证属风水相搏。

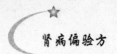

藿香生姜汤

【组成】藿香（鲜品）50g，生姜 15g，红糖 15g。

【制法用法】将藿香洗净，切成短节；生姜洗净，切成薄片。将姜片、藿香、红糖同入沸水中，熬 3~5 分钟，滤渣取汁即成，可经常饮用。

【功效主治】适用于急性肾小球肾炎初起，伴颜面水肿、发热恶寒、呕吐。

五神汤

【组成】荆芥 10g，苏叶 10g，茶叶 6g，生姜 10g，红糖 30g。

【制法用法】荆芥、苏叶洗净，与茶叶、生姜一起放入大盅内备用。红糖放入另一盅内，加水适量烧沸使红糖溶解，备用。将盛装中药的大盅置文火上煎沸，加红糖溶液即成。当茶饮，随意服用。

【功效主治】适用于急性肾小球肾炎，证属水湿犯肺，症见眼睑水肿、畏寒、身痛、无汗。

薏苡仁冬瓜盅

【组成】薏苡仁 50g，火腿肉 50g，冬瓜 500g，食盐少许。

【制法用法】将冬瓜洗净，从上端 1/3 处切下，把瓜瓤挖去；将薏苡仁淘洗干净；火腿肉切成丁。将薏苡仁、火腿丁、食盐放入瓜内，加少量水，然后将瓜放在蒸盅内，上笼蒸 1 小时即成。可吃瓜喝汤，分 3 次食用。

【功效主治】清热利湿。适用于急性肾小球肾炎。

枸杞红枣蒸鲫鱼

【组成】鲜鲫鱼(约750g)5条, 枸杞子25g, 红枣10枚, 姜、葱汁各20g, 料酒15g, 醋、食盐、鸡精各少许, 清汤1300ml。

【制法用法】将鲫鱼去鳞, 去鳃, 去内脏, 洗净, 用沸水烫一下, 再用温水略洗一下; 红枣用水洗净。在每条鲫鱼腹中放2枚红枣, 然后放入汤碗中, 加枸杞子、葱、姜汁、料酒、醋、食盐、鲜汤, 放入蒸锅内, 蒸20分钟至鱼肉熟烂, 取出放适量鸡精即可佐餐食用。

【功效主治】滋补肝肾。适用于急性肾小球肾炎。

黄芪蒸鹌鹑

【组成】黄芪10g, 鹌鹑2只, 生姜2片, 葱白1段, 胡椒粉1g, 食盐1g, 清汤250ml。

【制法用法】将鹌鹑宰杀, 放入沸水中浸泡煺毛后洗净, 从背部剖开, 去内脏, 斩去爪, 冲洗干净。将黄芪洗净, 切成薄片, 夹在鹌鹑腹中, 再把鹌鹑放蒸碗内, 注入清汤用湿绵纸封口, 上蒸笼蒸约30分钟, 即可取出鹌鹑, 揭去纸, 滗出汁, 加食盐、胡椒粉调好味, 再将鹌鹑放在汤碗内, 倒入原汁即可饮汤食肉。

【功效主治】清热利湿。适用于急性肾小球肾炎。

西瓜赤豆粥

【组成】西瓜皮100g, 粳米50g, 赤小豆、白茅根各30g。

【制法用法】白茅根煎汁去渣, 将切成小块的西瓜皮与赤小豆同煮为粥。每日1~2次, 连服数天。

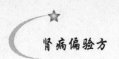

【功效主治】清热利水。适用于急性肾小球肾炎。

通草赤小豆粥

【组成】赤小豆 30g，通草 5g。

【制法用法】先煎通草取汁，再入赤小豆煮成粥，空腹食用。

【功效主治】利水除湿。适用于急性肾小球肾炎。

白菜薏米粥

【组成】薏苡仁 60g，小白菜 500g。

【制法用法】薏苡仁煮成稀粥，加入洗净切好的小白菜，煮2~3 沸（不宜久煮）。无盐或低盐食用，每日 2 次。

【功效主治】利水消肿，健脾利湿。适用于急性肾小球肾炎。

车前粥

【组成】鲜车前草 30~60g，葱白 1 茎，粳米 30~60g。

【制法用法】将车前草、葱白煮汁，去渣，以汁煮粳米为粥。亦可将车前草、葱白切碎，加入粳米粥中，煮熟食用，每日 1 剂。

【功效主治】清热利水通淋。适用于急性肾小球肾炎。

白菜苡米粥

【组成】小白菜 500g，薏苡仁 60g。

【制法用法】先将薏苡仁煮成稀粥，再加入切好、洗净的小白菜，煮 2~3 沸，待白菜熟即成，不可久煮。食时不加盐或少加盐，每日 2 次。

【功效主治】渗湿利尿。适用于急性肾小球肾炎。

黑豆粥

【组成】粳米 100g，黑豆、桑枝各 30g，椿根白皮 15g。

【制法用法】先煮桑枝、椿根白皮取汁，去渣，再入黑豆、粳米，煮成稀粥，空腹食用。

【功效主治】适用于急性肾小球肾炎。

椿皮粥

【组成】粳米 50g，椿根白皮 12g。

【制法用法】先将椿根白皮加水适量，煎取汤汁，去渣，以汁代水，加入淘洗干净的粳米，如常法煮粥。每日 1~2 次，趁温时空腹食用。

【功效主治】适用于急性肾小球肾炎。

葫芦粥

【组成】陈葫芦粉（越陈越好）10g，粳米 50g，冰糖适量。

【制法用法】先将粳米、冰糖同入砂锅内，加水 500ml，煮至米开时，加陈葫芦粉，再煮片刻，视粥稠度为度。每日 2 次，温热顿服，7 天为 1 个疗程。

【功效主治】利水消肿。适用于急性肾小球肾炎。

黄芪茶

【组成】黄芪 30g，玉米须 30g，糯稻根 30g，炒糯米 20g。

【制法用法】上药煎水代茶。每日 1 剂，连服 3 个月。

【功效主治】益气行水，利尿消肿。适用于急性肾小球肾炎。

乌鱼茶

【组成】鲜乌鱼（约400g）1尾，白茅根500g，冬瓜皮500g，生姜50g，红枣300g，冰糖250g，葱白7根。

【制法用法】将白茅根、冬瓜皮、生姜、红枣加水适量，煎熬成汤，去渣，浓缩成1000ml，放入鲜乌鱼（去肠），小火煮至鱼熟烂，加入冰糖、葱白。喝汤食鱼，每日3次，分顿食用。

【功效主治】健脾补肾，利尿消肿。适用于急性肾小球肾炎伴水肿。

绿豆茅根饮

【组成】绿豆100g，白茅根50g，白糖适量。

【制法用法】将绿豆洗净，白茅根洗净后切成短节装入纱布袋，口扎紧，然后共同放入砂锅，加水适量，用旺火煮沸后改用中火熬煮至绿豆开花熟软，捞除纱布袋，加入白糖搅匀即成。每日1次，空腹服用，连用1周为1个疗程。

【功效主治】清热利尿。适用于急慢性肾小球肾炎。

桑枝荷叶茶

【组成】干荷叶60g，嫩桑枝20g，冰糖10g。

【制法用法】将嫩桑枝、干荷叶切碎，放入锅内，加水煮沸20分钟，加冰糖溶化，即可趁热饮用。

【功效主治】清热利尿。用于急性肾小球肾炎。

茅根茶

【组成】白茅根10g，茶叶5g。

【制法用法】将白茅根摘净根须，洗净，同茶叶一起加水煎煮，取汁服。每日 1 剂，不拘时饮用。

【功效主治】清热利尿，解毒通淋。适用于急慢性肾小球肾炎。

首乌泽泻丹参茶

【组成】何首乌、泽泻、丹参各 10g，绿茶 5g。

【制法用法】前 3 味药粉碎放入锅中，加水煮沸 20 分钟后，用煮沸液冲泡绿茶，15 分钟后即可趁热饮用。

【功效主治】补肝益肾。用于急性肾小球肾炎。

冬瓜姜茶

【组成】冬瓜 500g，生姜皮、浮萍各 10g，食盐适量。

【制法用法】将冬瓜洗净，切片；浮萍用纱布包好。将砂锅置火上，加水适量，放入冬瓜片、姜皮、浮萍药包同煮，煮至冬瓜熟后，捞出药包，放少许食盐，即可吃瓜喝茶。

【功效主治】清热利尿。适用于急性肾小球肾炎。

小蓟茶

【组成】小蓟、藕节各 5g，竹叶 10g，梨汁、西瓜汁各适量。

【制法用法】将小蓟、竹叶、藕节洗净，放入砂锅内，加水适量，煎煮，取汁去渣，然后加入梨汁、西瓜汁适量，即可吃瓜喝茶。

【功效主治】清热利尿。适用于急性肾小球肾炎。

车前草紫菜茶

【组成】紫菜 16g，车前草 50g，绿茶 10g。

【制法用法】将紫菜、车前草洗净，加绿茶，一起放入锅内，加适量清水，煮 15 分钟，即可吃瓜喝茶。

【功效主治】清热利尿。适用于急性肾小球肾炎。

仙鹤茶

【组成】仙鹤草 15g，绿茶 10g。

【制法用法】将仙鹤草、绿茶碾成粗粉。放入杯中，用沸水冲泡或加水稍煮片刻，即可饮用。

【功效主治】清热利尿。用于急性肾小球肾炎。

第三节　中药外用偏验方

菟龙蓖麻膏

【组成】菟丝子、地龙各 15g，蓖麻子 27g，葱白 1 根，蜂蜜适量。

【制法用法】将前 4 味药混合共捣烂，再加入蜂蜜调和成膏状，敷于患者肚脐上，盖以纱布，胶布固定。每天换药 1 次，10 次为 1 个疗程。

【功效主治】温阳，活血，利水。适用于急性肾小球肾炎。

芥丁桂椒散

【组成】白芥子 30g，丁香、肉桂各 10g，胡椒 12g。

【制法用法】上药烘干，共研为末，取药粉适量，用醋调成膏，纱布包敷神阙穴，胶布固定。局部皮肤发红或有刺痛烧灼感时去掉，每日 1 剂。

【功效主治】温阳，行气，利水。适用于急性肾小球肾炎伴水肿者。

大蒜蓖麻饼

【组成】大蒜（去皮）5 瓣，蓖麻子（去壳）40g。

【制法用法】上药共捣如泥，纱布包裹，压成饼状。于晚上敷双足涌泉穴，再覆盖塑料薄膜、纱布，用绷带或宽布带缚住，次日早晨去掉。每日 1 剂，连敷 7 夜为 1 个疗程。如未愈，停 3 天，依上法继敷 7 天。

【功效主治】利水消肿。适用于急性肾小球肾炎伴水肿者。

二丑三香散

【组成】煅二丑、煅猪牙皂各 8g，木香、沉香、乳香、没药各 9g，琥珀 3g。

【制法用法】将上药混合共研成细末，混合均匀，贮瓶内密封备用。用时取药末适量，用温开水调合成稠膏状，敷于患者肚脐上，纱布覆盖，胶布固定。每天换药 1 次，8~10 次为 1 个疗程。

【功效主治】行气利水。适用于急性肾小球肾炎伴水肿。

垂盆草散

【组成】垂盆草、败酱草、马蓝根、毛茛各 6g，大葱 60g，白及、川贝母、山楂各 3g。

【制法用法】上药除大葱外共为细末，然后调和在一起，再和大葱加酒，共捣为膏，做成如五分硬币大小圆饼，用 2~4 层纱布包裹，敷于神阙穴，外用塑料膜、纱布，胶布固定。局部有烧灼刺痛时去掉，每日 1 剂。

【功效主治】清热解毒，利水。适用于急性肾小球肾炎。

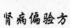

急性肾小球肾炎患者的饮食原则

1. 控制钾摄入。少尿或无尿时，应严格控制钾供给量，水分限制在 500ml/ 天以下，避免食用含钾高的食品，如鲜蘑菇、香菇、红枣、贝类、豆类，及其他含钾高的蔬菜及水果类等。

2. 限制钠及水分。水肿和高血压病人，应限制食盐，2~3g/ 天；水肿严重时，控制食盐 2g/ 天以下，或给予无盐饮食。同时定期检查血钾、钠水平，因慢性肾小球肾炎多尿期或长期限钠会造成体内钠含量不足。

3. 蛋白供给量据病情而定。症状较轻者控制在 20~40g/天，以减轻肾脏的负担。低蛋白饮食时间不宜过长，防止发生贫血。一旦血中尿素氮、肌酐清除率接近正常，那么无论有无蛋白尿，蛋白质供给量应逐步增加至每天 0.8g/kg，以利于肾功能修复。选用含必需氨基酸多，而非必需氨基酸少的优质蛋白，如鸡蛋、牛奶、瘦肉和鱼等；不宜选食豆类及其制品。

4. 碳水化合物和脂肪。饮食热能大部分由碳水化合物供给，补充足够的碳水化合物，可以防止热能不足，也使食物供给的少量蛋白质完全用于组织修复和生长发育；宜增添甜点心、粉皮、凉粉等食物。不需严格限制脂肪总量，但少给含动物油脂多的及油煎炸的食物。急性肾小球肾炎常伴有高血压，故不宜多食动物脂肪，以防血脂升高；宜增加甜点心、含碳水化合物高的蔬菜，饮食以清淡为佳。

5. 治疗以休息、药物和饮食营养治疗相结合，严重者需要卧床休息，故热能消耗降低，活动少使食欲降低，故每天供给热能不必过高，按 0.10~0.13MJ/kg，全天以 6.69~8.37MJ 为宜。

总之，患者一定要根据自己的病情，合理治疗和控制自己的饮食习惯，这样才可以有效地治疗急性肾小球肾炎。

第六章 慢性肾小球肾炎

　　慢性肾小球肾炎是由多种病因引起的原发于肾小球的免疫性炎症疾病，临床以水肿、尿异常改变（蛋白尿、血尿及管型尿）、高血压、肾功能损害等为主要特征。可发于任何年龄，但以青中年多见，男性发病率较女性为高。根据临床表现，可分为3型：普通型，肾病型，高血压型。临床以普通型最为多见，各型间常相互转化。西医对本病目前尚无满意疗法，主要采用对症治疗，如利尿、降压、激素及免疫抑制剂等。

　　慢性肾小球肾炎多属于中医学"水肿""尿血""腰痛""虚劳"等范畴，肺脾气虚、肾阳虚衰为发病之本，而痰湿、瘀血、邪毒内蕴乃致病之标。治疗当攻补兼施，以扶正祛邪为治疗原则，在治肾过程中运用治肺、治脾、治肝、祛邪等方法，达到益肾的目的，纠正或延缓肾脏的组织损害。慢性肾小球肾炎中医辨证分型如下。

1. 肺肾气虚

　　面浮肢肿，面色萎黄，少气无力，易感冒，腰脊痛，舌淡，苔白润，边尖有齿印，脉细弱。

2. 脾肾阳虚

　　浮肿明显，面色㿠白，畏寒肢冷，腰脊酸痛或腿软，足跟痛，神疲，纳呆或便溏，性功能失常（遗精、阳痿、早泄）或月经失调，舌嫩淡胖，有齿印，脉沉细或沉迟无力。

3. 肝肾阴虚

目睛干涩或视物模糊，头晕耳鸣，五心烦热，口干咽燥，腰脊酸痛，梦遗或月经不调，舌红，少苔，脉弦细或细数。

4. 气阴两虚

面色无华，少气乏力或易患感冒，午后低热或手足心热，口干咽燥或长期咽痛，咽部暗红，舌质偏红，少苔，脉细或弱。

第一节　中药内服偏验方

生地黄柏汤

【组成】生地、黄柏、地榆、槐花各 15g。

【制法用法】水煎服，每日 1 剂。

【功效主治】滋养肾阴，清热解毒。适用于慢性肾小球肾炎。

生地玄参汤

【组成】生地 30g，玄参、麦冬各 15g，知母、黄芩各 12g。

【制法用法】水煎，每日 1 剂，分 2 次服。

【功效主治】滋阴，清热利湿。适用于慢性肾小球肾炎。

附子白术汤

【组成】熟附子、白术、生姜、白芍、茯苓各 9g。

【制法用法】水煎，每日 1 剂，分 2 次服。

【功效主治】温肾散寒，健脾利水。适用于慢性肾小球肾炎。

五苓散

【组成】猪苓、茯苓、白术各 9g，泽泻 12g，桂枝 6g。

【制法用法】水煎，每日 1 剂，分 2 次服。

【功效主治】利水渗湿，温阳化气。适用于慢性肾小球肾炎。

苓桂术甘汤

【组成】茯苓 12g，桂枝、白术各 9g，炙甘草 6g。

【制法用法】水煎，每日 1 剂，分 2 次服。

【功效主治】健脾渗湿。适用于慢性肾小球肾炎。

猪苓汤

【组成】猪苓 12g，茯苓 12g，泽泻 9g，阿胶（烊化）9g，滑石（包煎）9g。

【制法用法】水煎，每日 1 剂，分 2 次服。

【功效主治】滋阴清热，利水渗湿。适用于慢性肾小球肾炎。

黄芪丹参汤

【组成】生黄芪 30g，丹参、益母草、石韦、白茅根、怀山药各 15g，白术、淫羊藿、菟丝子各 10g。

【制法用法】水煎，每日 1 剂，分 2 次服。

【功效主治】益气活血，利水渗湿。适用于慢性肾小球肾炎。

丹参益气方

【组成】丹参 25g，赤芍、防己、大腹皮各 15g，黄芪、川芎、淫羊藿、椒目各 12g，红花、巴戟天各 10g。

【制法用法】水煎，每日 1 剂，分 2 次服。

【功效主治】活血祛瘀，温阳益气，利水消肿。适用于慢性肾小球肾炎。

己椒苈黄汤

【组成】黄芪 20g，防己 15g，葶苈子、白术、茯苓、泽泻各 12g，椒目、大黄、桂枝各 10g，甘草 6g。

【制法用法】水煎取汁，每日 1 剂，分 2 次早晚服用。

【功效主治】益气行水，利湿消肿。适用于慢性肾小球肾炎。

春泽汤

【组成】桂枝 4.5g，白术、泽泻各 9g，车前子(包)15g，茯苓、党参各 24g，鱼腥草、鹿衔草、益母草各 30g。

【制法用法】水煎服，每日 1 剂，15 天为 1 个疗程。

【功效主治】益气温阳，利水消肿。适用于慢性肾小球肾炎伴蛋白尿。

白花蛇舌方

【组成】白花蛇舌草 30g，黑大豆 30g，茯苓 18g，鹿衔草 18g，益母草 15g，白术 12g，黄芪 12g，党参 12g，

【制法用法】水煎，每日 1 剂，分 2 次服。

【功效主治】益气健脾，利水。适用于慢性肾小球肾炎。

57

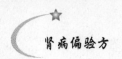

固精汤

【组成】黄芪、党参各15g，墨旱莲、菟丝子、枸杞子、葛根、山茱萸各12g，升麻、白茅根各10g，桑寄生5g。

【制法用法】水煎，每日1剂，分2次服。

【功效主治】补肾固精，健脾益气，利湿消肿。适用于慢性肾小球肾炎。

培土制水汤

【组成】白术12g，党参、茯苓、山药、芡实各15g，生益母草30g，黄芪40g，陈皮9g，砂仁6g，炙甘草3g。

【制法用法】水煎，每日1剂，分2次服。

【功效主治】补肺健脾，利水渗湿。适用于慢性肾小球肾炎。

补火行水汤

【组成】黄芪、生益母草、鹿衔草各30g，桑寄生15g，车前草、白术各12g，山萸肉10g，附子（先煎）9g，桂枝6g。

【制法用法】水煎，每日1剂，分2次服。

【功效主治】温阳健脾，利水消肿。适用于慢性肾小球肾炎。

杞菊地黄丸

【组成】枸杞子、生地、山茱萸、山药各15g，菊花、牛膝、杜仲、丹参各10g。

【制法用法】水煎，每日1剂，分2次服。

【功效主治】滋补肝肾。适用于慢性肾小球肾炎。

四君子汤

【组成】生黄芪、生地、山茱萸、山药各 15g，党参、丹皮、茯苓、泽泻、白术各 10g，甘草 6g。

【制法用法】水煎，每日 1 剂，分 2 次服。

【功效主治】益气养阴，补血利湿。适用于慢性肾小球肾炎。

活肾汤

【组成】生黄芪 40g，白茅根、当归各 15g，桃仁、红花、牛膝、益母草、川芎、十大功劳各 10g。

【制法用法】水煎服，每日 1 剂。

【功效主治】利水益气，活血化瘀。适用于慢性肾小球肾炎。

温肾方

【组成】益母草 15g，黄芪 12g，锁阳、丹参、茯苓各 10g，附子、泽泻各 6g。

【制法用法】制成合剂 60ml，每天 3 次分服，3 个月为 1 个疗程。

【功效主治】温补脾肾，利尿消肿。适用于慢性肾小球肾炎。

益肾活血祛风汤

【组成】党参、黄芪各 30g，当归、胡芦巴、锁阳、益母草、牛膝（或秦艽）、鹿衔草、徐长卿各 10g。

【制法用法】水煎，每日 1 剂，分 2 次服。

【功效主治】益气温肾，活血祛风。适用于慢性肾小球肾炎。

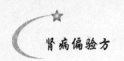

黄芪赤风汤

【组成】生黄芪、金樱子、芡实、穿山龙各20g，赤芍、防风、地龙、白花蛇舌草各10g。

【制法用法】水煎2次，每日1剂，早晚分服。30天为1个疗程，连用2个疗程。

【功效主治】健脾补肾，祛风利水，活血解毒。适用于慢性肾小球肾炎。

益气养阴清热利湿方

【组成】黄芪30g，丹参25g，白术、党参各20g，女贞子、旱莲草、石韦、丹皮、莲须各15g，炙甘草6g。

【制法用法】水煎服，每次100ml，每天3次，3个月为1个疗程。

【功效主治】益气养阴，清热利湿。适用于慢性肾小球肾炎。

健脾利湿益肾汤

【组成】益智仁、川牛膝各10g，党参、山萸肉、白术、茯苓、山药各15g，黄芪、白茅根、芡实各30g。

【制法用法】水煎服，每日1剂，早晚分2次服。

【功效主治】健脾利湿，益肾固摄。适用于慢性肾小球肾炎。

益肾健脾化瘀汤

【组成】生黄芪30g，芡实20g，生地、山药、山萸肉、白术、丹参、泽泻各15g，红花6g，升麻3g。

【制法用法】水煎取汁400ml，每日1剂，分2次于早晚餐前半小时空腹服用，1个月为1个疗程。

【功效主治】益肾健脾，活血化瘀。适用于慢性肾小球肾炎。

二仙汤

【组成】芡实、白茅根、生地各15g，金樱子、黄精、怀山药各12g，丹参、黄芪各10g，汉防己、仙灵脾各5g。

【制法用法】水煎服，取汁每袋150ml，每天2次，每次75ml。1个月为1个疗程。

【功效主治】补肾活血，健脾行水。适用于慢性肾小球肾炎。

祛风愈肾汤

【组成】鹿衔草、银花藤、菝葜、鬼箭羽、石见穿各15g，泽泻、车前子、丹皮、乌梅、五味子各10g，甘草6g。

【制法用法】水煎服，每日1剂。

【功效主治】利水渗湿，滋补肝肾。适用于慢性肾小球肾炎。

复方三草汤

【组成】鱼腥草、鹿衔草、益母草各30g，茯苓皮、党参各24g，车前子15g，白术、泽泻、附子各9g，桂枝4.5g。

【制法用法】水煎服，每日1剂，早晚分服。

【功效主治】温阳利水，健脾补肾。适用于慢性肾小球肾炎。

复方水牛角方

【组成】水牛角（先下）、赤小豆（先下）各40g，益母草、地龙干各30g，丹参15g，甘草5g。

【制法用法】水煎，取药液200ml。每天1剂，分2次服。3

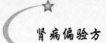

个月为 1 个疗程。

【功效主治】活血化瘀，清热解毒，行气利水。适用于慢性肾小球肾炎。

芪茜汤

【组成】黄芪、茜草、桑寄生、丹参各 15g，山药、山茱萸、熟地黄、柴胡、黄芩、牛蒡子、杜仲各 7.5g，甘草 3g。

【制法用法】加水煎 3 次，取汁 300ml。每日 1 剂，分 3 次服，每次 100ml。1 个月为 1 个疗程，连续 6 个疗程。

【功效主治】补肾益气，清热利湿。适用于慢性肾小球肾炎。

参苓白术散

【组成】党参、白术、茯苓、山药、炙甘草各 20g，炒扁豆 15g，莲子肉、薏苡仁、桔梗、砂仁各 10g。

【制法用法】共研细末，每服 6g，开水或枣汤送服，每日早晚 2 次分服。

【功效主治】补气健脾，和胃渗湿。适用于慢性肾小球肾炎伴尿蛋白持久不消，证属脾虚者。

益母地黄益肾汤

【组成】益母草、苏叶、半边莲各 30g，黄芪、熟地、泽泻各 15g，怀山药、茯苓各 10g，山萸肉、丹皮各 6g。

【制法用法】水煎，每日 1 剂，分 2 次服。

【功效主治】健脾益肾，活血利水。适用于慢性肾小球肾炎。

清心莲子饮

【组成】黄芪、党参各 25g，黄芩、地骨皮各 10g，麦冬、车前子、柴胡、莲子、茯苓各 7.5g，甘草 2.5g。

【制法用法】水煎，每日 1 剂，分 2 次服。

【功效主治】益气固本，清热利水。适用于慢性肾小球肾炎。

安肾散

【组成】山茱萸、肥玉竹、枸杞子、旱莲草、黄精各 18g，熟地、益智仁、菟丝子、女贞子、何首乌各 30g，怀山药 35g。

【制法用法】上药共研极细末，贮瓶，备用。每次 3g，每日早晚各服 1 次，温开水送服。6 岁以下每次 1.5~2g。

【功效主治】益肾健脾，滋阴填精。适用于慢性肾小球肾炎。

芪参五苓散

【组成】茯苓皮 25g，黄芪 20g，党参、薏苡仁、猪苓各 15g，白术、桂枝、防己、牛膝各 12g，砂仁 8g，甘草 4g。

【制法用法】水煎，每日 1 剂，分 2 次服。

【功效主治】健脾利湿，益气行水。适用于慢性肾小球肾炎。

补阳还五汤

【组成】生黄芪 30g，赤芍、益母草、马鞭草各 15g，地龙、桃仁、当归、泽兰各 10g，红花 6g。

【制法用法】水煎，每日 1 剂，分 2 次服。

【功效主治】益气活血行水。适用于慢性肾小球肾炎。

补肺养阴汤

【组成】太子参、黄精、玄参各 30g，百合 20g，山药、泽泻各 15g，麦冬、茯苓各 12g，生地、丹皮各 10g，甘草 6g。

【制法用法】水煎，每日 1 剂，分 2 次服。

【功效主治】补气益阴，利水。适用于慢性肾小球肾炎。

益肾祛瘀汤

【组成】泽兰、山药各 18g，黄芪 15g，锁阳 12g，蝉蜕 10g，木香 9g，全蝎 2.5g。

【制法用法】水煎，每日 1 剂，分 2 次服。

【功效主治】温补脾肾，行气利水。适用于慢性肾小球肾炎。

补气活血益肾方

【组成】红花、地龙、桃仁各 10g，当归 12g，党参、菟丝子、薏苡仁、丹参各 15g，黄芪、六月雪、益母草各 30g。

【制法用法】水煎，每日 1 剂，分 2 次服。

【功效主治】补气活血，益肾利湿。适用于慢性肾小球肾炎。

祛风抗敏汤

【组成】银花藤 20g，乌梅 15g，荆芥、苏叶、连翘各 10g，防风、麻黄、甘草各 6g，红枣 5 枚。

【制法用法】水煎，每日 1 剂，分 2 次早晚饭后服。

【功效主治】适用于慢性肾小球肾炎急性发作。

益气活血汤

【组成】黄芪、益母草、白茅根各 30g，党参 20g，茯苓、泽泻、生地各 15g，丹皮 10g，枣皮 5g。

【制法用法】水煎，每日 1 剂，分 2 次服。

【功效主治】益气活血，利水渗湿。适用于慢性肾小球肾炎。

益气活血清湿热汤

【组成】黄芪、党参、女贞子、丹参、鱼腥草、白花蛇舌草各 15g，桃仁 9g，甘草 3g。

【制法用法】水煎，每日 1 剂，分 2 次服。

【功效主治】清热解毒，滋肾补脾。适用于慢性肾小球肾炎。

健脾补肾固精汤

【组成】黄芪、党参、白术、熟地黄、白芍、车前子、芡实、金樱子各 15g，菟丝子 30g，山茱萸 12g，甘草 6g。

【制法用法】水煎，每日 1 剂，分 2 次服。

【功效主治】健脾补肾，益气固精。适用于慢性肾小球肾炎。

健脾益气汤

【组成】生黄芪、白花蛇舌草、鬼箭羽、益母草各 15g，党参、鱼腥草、金雀根各 10g，丹皮、川芎各 7.5g，连翘 6g。

【制法用法】水煎，取 400ml，每日 1 剂，分次于早午餐后 1~2 小时服用。

【功效主治】健脾行水，益气活血。适用于慢性肾小球肾炎。

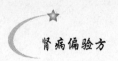

六味地黄汤

【组成】熟地、山药、女贞子、墨旱莲、枸杞子各 15g，茯苓 12g，山萸肉、泽泻、丹皮、菟丝子各 10g。

【制法用法】水煎服，每日 1 剂。

【功效主治】滋补肾精，补气利水。适用于慢性肾小球肾炎。

曹氏清补汤

【组成】生黄芪 30g，炒白术、生地黄、山药、丹参、川芎、金毛狗脊、蝉蜕各 10g，全蝎 2g。

【制法用法】水煎服，每日 1 剂。

【功效主治】补肾健脾，清热利湿。适用于慢性肾小球肾炎。

麻黄连翘赤小豆汤

【组成】麻黄、生姜各 5g，连翘、益母草各 15g，赤小豆 20g，桑白皮、杏仁、丹参各 10g，大枣 4 枚。

【制法用法】水煎至 500ml，每日 1 剂，分 2 次温服。

【功效主治】渗湿利水，益气活血。适用于慢性肾小球肾炎。

益气凉血汤

【组成】升麻、益母草、黄芪各 30g，紫草 25g，白术、茜草、当归各 15g，茯苓 12g，泽泻 10g。

【制法用法】水煎 2 次，兑匀。每日 1 剂，早晚分服，2 周为 1 个疗程。

【功效主治】益气化湿。适用于慢性肾小球肾炎。

加味当归汤

【组成】当归、山萸肉、茯苓各 10g，枸杞子、杜仲各 12g，熟地、菟丝子各 15g，山药、黄芪各 30g。

【制法用法】水煎服，每日 1 剂。

【功效主治】益气补肾，活血利水。适用于慢性肾小球肾炎。

金荠汤

【组成】金钱草、荠菜花各 30g，白茅根 15g。

【制法用法】水煎服，每日 1 剂，分 2 次服用。

【功效主治】利尿渗湿。适用于慢性肾小球肾炎。

益肾活血汤

【组成】黄芪 30g，白术、山药、杜仲、狗脊、生地黄、芡实、金樱子、川芎、丹参、桃仁各 10g。

【制法用法】水煎服，每日 1 剂。

【功效主治】滋阴补肾，活血利水。适用于慢性肾小球肾炎。

清蛋白汤

【组成】黄芪 30g，丹参、络石藤、土茯苓各 15g，覆盆子、白僵蚕、金荞麦各 10g，蝉蜕、木蝴蝶各 6g。

【制法用法】水煎，每日分 4 次温服。

【功效主治】益气养阴，解毒通络。适用于慢性肾小球肾炎。

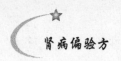

银翘马勃散

【组成】金银花、连翘、竹叶、牛蒡子、射干、马勃、泽泻各 15g，桔梗 12g，荆芥、薄荷各 10g，甘草 5g。

【制法用法】水煎服，每日 1 剂。

【功效主治】清热化湿，利尿。适用于慢性肾小球肾炎急性发作期。

第二节 食疗偏方

黄芪糯稻根须汤

【组成】黄芪 15g，糯稻根须干品 50g。

【制法用法】收割糯谷时，掘取新鲜糯稻根，去泥，初步洗净，再取糯稻根须后，进一步洗净晒干，置干燥处保存备用。用时取上药一起入锅煎汤，取汁弃渣。每日 2 次，每次 1 小碗，亦可代茶慢饮服，3 个月为 1 个疗程。

【功效主治】补气温肾。适用于慢性肾小球肾炎。

健脾固肾汤

【组成】党参 20g，芡实 20g，猪肾 1 对。

【制法用法】将党参、芡实洗净，切片；猪肾去表膜剖开，去除筋膜及臊腺后洗净，然后将党参、芡实、猪肾共入锅内，加水适量，用旺火煮沸后改用中火煮至肉熟软，取出猪肾切片淡食，或加入喜爱的调料调味即成。每日 1 次，食肉饮汤，最好是淡食。

【功效主治】健脾固肾，补气利水。适用于慢性肾小球肾炎。

栗子茯苓粥

【组成】栗子 10 个，茯苓 15g，糯米 30g，白糖 1 匙。

【制法用法】新鲜栗子用刀切一缺口，用开水浸泡 3 分钟剥壳去衣，备用。茯苓入锅加水 3 大碗，用小火煎汤半小时后，留汤弃渣，加入栗子用中火烧开后将糯米倒入，再煮 20 分钟离火即成。每日 2 次，每次 1 碗，食时加适量白糖。

【功效主治】健脾利湿。适用于慢性肾小球肾炎。

玉米须茶

【组成】玉米须、白茅根各 30g，茶叶 5g。

【制法用法】上 3 味用沸水冲泡，代茶饮。

【功效主治】清热利尿。适用于慢性肾小球肾炎。

车前草茶

【组成】车前草 20g。

【制法用法】将上药研成粗末，煎水或冲泡，代茶饮用。

【功效主治】清热利尿。适用于慢性肾小球肾炎水肿。

苡仁红枣蜜

【组成】生薏苡仁 30g，红枣 10 枚，糯米 30g，红糖一匙，蜂蜜一匙。

【制法用法】将薏苡仁、红枣、糯米一起入锅内加冷水 3 大碗，用中火煮约 40 分钟，离火。食用时加蜜和红糖，每日 2 次，2 个月为 1 个疗程。

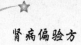

【功效主治】补脾益肾,利水渗湿。适用于慢性肾小球肾炎。

水红花猪肉方

【组成】水红花子 30g,瘦猪肉 120g。

【制法用法】水煎,喝汤吃肉。每日 1 剂,分 2 次服。

【功效主治】利水消肿。适用于慢性肾小球肾炎。

黄芪粥

【组成】生黄芪 30g,生薏苡仁 30g,赤小豆 15g,鸡内金末 9g,金橘饼 2 枚,糯米 30g。

【制法用法】先将黄芪放入小锅内,加水 600ml,煮 20 分钟捞出渣,再加入生薏苡仁、赤小豆煮 30 分钟,最后加入鸡内金末和糯米,煮熟成粥。以上为 1 日量,分 2 次温热服,每次服后嚼食金橘饼 1 枚,连服 2~3 个月。

【功效主治】补气健脾利水。适用于慢性肾小球肾炎。

熟地山药方

【组成】熟地 60g,怀山药 60g,蜂蜜 500g。

【制法用法】熟地、山药快速洗净,倒入瓦罐内,加冷水 3 大碗,小火约煎 40 分钟,滤出头汁半碗。再加冷水 1 大碗,煎 30 分钟,至药液半碗时,滤出弃渣。将两次煎汁与蜂蜜调匀,倒入瓷盆内,加盖,不让水蒸气进入。再用旺火隔水蒸 2 小时,离火,冷却,装瓶盖紧。每日 2 次,每次 1 匙,饭后温开水送服。

【功效主治】益气养阴,健脾补肾。适用于慢性肾小球肾炎。

清热荷叶汤

【组成】荷叶 3 张，柠檬 4 片，猪瘦肉 120g，莲子 9g，薏苡仁 12g，鸡内金 6g。

【制法用法】将用料洗净后，加适量清水在煲内煮沸，先放猪瘦肉、莲子、柠檬片、薏苡仁和鸡内金，煮 10 分钟后再放荷叶，煮至猪瘦肉熟烂。调味后即可饮用，每日 2 次。

【功效主治】清热利湿。适用于暑季慢性肾小球肾炎复发，伴眼睑及下肢水肿、暑热口渴、腹泻腹痛。

何首乌鲤鱼汤

【组成】活鲤鱼 1 条，何首乌 5g，生姜 5g，料酒、食盐各适量。

【制法用法】鲤鱼除去苦胆，保留内脏，不刮鳞，切成段；何首乌加水适量，小火熬 1 小时，去渣留汁备用。锅内添水 3 碗，放鱼，大火煮沸，下料酒、姜、食盐，小火炖 2 小时左右，加入何首乌汁煮沸，出锅即可佐餐食用。

【功效主治】补肝益肾，利水消肿。适用于慢性肾小球肾炎伴水肿。

白果薏苡仁汤

【组成】白果仁 8g，薏苡仁 100g，冰糖适量。

【制法用法】将白果仁、薏苡仁共入锅中，加水适量煮熟，入冰糖稍炖即成。每日 1 剂，连服数剂。

【功效主治】清热利湿，健脾补肺。适用于慢性肾小球肾炎伴小便淋痛、水肿。

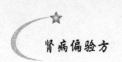

白果金樱猪脬汤

【组成】白果仁 5 颗，金樱子 15g，猪脬 150g，食盐、味精各少许。

【制法用法】将白果仁入锅中稍炒，猪脬洗净切小块，与金樱子同入锅中，加水适量煮汤，撒入少许食盐、味精即可食用。每日 1 剂，连服 5~7 剂为 1 个疗程。

【功效主治】固精缩尿。适用于慢性肾小球肾炎伴蛋白质缺失、血浆蛋白低下。

薏苡仁黑豆汤

【组成】黑豆 100g，薏苡仁 30g，调料适量。

【制法用法】将黑豆、薏苡仁分别淘洗干净，一并放入锅内，加清水适量，先以武火煮沸，再改用文火煲 1 小时左右，以黑豆熟烂为度，即可调味食用。

【功效主治】补肾健脾，利水消肿。适用于慢性肾小球肾炎，证属脾肾两虚所致的水肿（以腰以下为甚）、尿少、脘腹胀满、纳少便溏、身倦乏力。

赤豆草果鸭汤

【组成】青头鸭 1 只，草果 1 枚，赤小豆 250g。

【制法用法】将鸭洗净，去内脏，洗净沥干水。赤小豆和草果洗净，草果捣碎，一并塞入鸭腹内，用线缝合，放入砂锅内，加清水高出鸭面，先武火煮沸，后改用文火煲 3 小时，即可调味食用。

【功效主治】利尿消肿。适用于慢性肾小球肾炎，证属脾虚

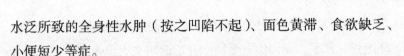

水泛所致的全身性水肿（按之凹陷不起）、面色黄滞、食欲缺乏、小便短少等症。

党参芡实猪肾汤

【组成】党参 30g，芡实 20g，猪腰子 1 个，食盐、料酒各适量。

【制法用法】猪腰子洗净、去臊腺、切片，用清水漂洗。党参、芡实放锅内加水熬汁。将猪腰子和药液放入砂锅里，用文火煲 1 小时，加食盐和料酒调味后，即可佐餐食用。

【功效主治】养阴益气。适用于证属气阴亏虚的慢性肾小球肾炎。

杜芪薏苡仁乌龟汤

【组成】乌龟（约 300g）1 只，黄芪 30g，薏苡仁 15g，杜仲 10g，生姜 2 片，调料适量。

【制法用法】乌龟去龟壳及内脏，洗净斩块；薏苡仁略炒，洗净；黄芪、杜仲、生姜分别洗净。将以上用料一起放入砂煲内，加清水适量，以武火煮沸后，再改用文火煲 2 小时，调味即可佐餐食用。

【功效主治】健脾益肾，消肿。适用于证属脾肾虚弱的慢性肾小球肾炎，症见反复水肿、蛋白尿、尿量偏少、食欲缺乏、倦怠无力、头晕耳鸣、腰膝酸软。

莲子煲鹌鹑

【组成】鹌鹑 7 只，莲子 50g，怀山药、龙眼肉各 25g，姜 1 片，食盐适量。

【制法用法】把鹌鹑用凉水洗净。将适量水煮沸，放入鹌鹑、怀山药、莲子、龙眼肉、姜，煮开后改用文火煲 3 小时，适量食盐调味，即可佐餐食用。

【功效主治】适用于慢性肾小球肾炎。

粉葛煲赤小豆

【组成】粉葛 600g，鲮鱼 450g，猪蹄 300g，赤小豆 100g，土茯苓 25g，食盐、植物油各适量。

【制法用法】赤小豆、土茯苓洗净；猪蹄凉水洗净；粉葛去皮洗净，切片；鲮鱼洗净抹干，下少许油稍煎铲起。把适量水煲滚，放入赤小豆、猪蹄、鲮鱼、土茯苓、粉葛煲滚，慢火煲 4 小时 30 分钟，下食盐调味，即可佐餐食用。

【功效主治】适用于慢性肾小球肾炎。

怀杞煲鸽

【组成】怀山药、枸杞子、桂圆肉各 25g，光瘦鸽 2 只，生姜 1 片，食盐适量。

【制法用法】瘦鸽凉水洗净。用适量水煲滚，放下瘦鸽、怀山药、枸杞子、姜、桂圆肉煲滚，慢火煲 3 小时，下食盐调味，即可佐餐食用。

【功效主治】健脾益胃，滋肾益精。适用于慢性肾小球肾炎。

鲤鱼粥

【组成】鲤鱼 500g，粳米、赤小豆各 50g，紫苏茎叶 15g，陈皮、商陆各 10g，生姜 5g，葱白 4 根，糖、醋少许。

【制法用法】鲤鱼去鳃、肠杂洗净，与诸药共煮至熟烂，空腹食鱼及豆。其汁入米熬成粥，调以糖、醋，随量早晚服食。本粥不能加食盐。

【功效主治】温肾补虚。适用于慢性肾小球肾炎。

消蛋白粥

【组成】芡实、糯米各 30g，白果（去壳）10 枚。

【制法用法】同煮粥。每服 1 剂，每日 1 次。10 日为 1 个疗程。

【功效主治】益肾固精。适用于慢性肾小球肾炎。

姜桂大枣粥

【组成】粳米 60g，鲜生姜 10g，桂枝 5g，大枣 5 枚。

【制法用法】把生姜洗净切碎，同大枣、桂枝、粳米煮粥。供早晚餐服食。

【功效主治】滋阴补肾。适用于慢性肾小球肾炎。

附苓粥

【组成】粳米 100g，茯苓 20g，制附片 5g。

【制法用法】将制附片、茯苓用布包煎取汁，入粳米煮粥。早晚服食，连服 10~15 日为 1 个疗程。

【功效主治】渗水利湿，温补脾肾。适用于慢性肾小球肾炎。

黄芪粥

【组成】生黄芪、生薏苡仁、糯米各 30g，赤小豆 15g，鸡内金 10g，金橘饼 2 枚。

【制法用法】薏苡仁、赤小豆、糯米分别淘净；鸡内金研为细末。水煮黄芪 20 分钟后，去渣，入生薏苡仁、赤小豆，煮 30

分钟，再入鸡内金、糯米，煮成稀粥。1 日服完，分 2 次温服。每次食后，嚼服金橘饼 1 枚。

【功效主治】补肾益气。适用于慢性肾小球肾炎。

乌鱼茶

【组成】鲜乌鱼、白茅根、冬瓜皮各 500g，红枣 300g，冰糖 250g，茶叶 200g，生姜 50g，葱白 7 根。

【制法用法】先将茶叶、白茅根、冬瓜皮、生姜加水适量煎熬成汤，去渣后浓缩至 1000ml，放入鲜乌鱼（去肠、洗净），小火煮至鱼熟烂，加入冰糖、葱白。每日 3 次，分顿食用，喝汤吃乌鱼。

【功效主治】滋养肾精。适用于慢性肾小球肾炎。

第三节 中药外用偏验方

益气健脾温肾方

【组成】党参、白术、干姜、炙甘草、白矾各等份。

【制法用法】上药烘干，共研为细末，取药粉适量，开水调成膏，以纱布包，敷神阙穴，再覆盖塑料薄膜、纱布，用胶布固定，每日 1 剂。

【功效主治】益气健脾，温肾利水。适用于慢性肾小球肾炎。

化瘀清热利湿方

【组成】桂枝 15g，金钱草、金银花、大黄各 30g，赤芍 60g。

【制法用法】上药加水，连煎 3 次，去渣，倒在一起，用干净毛巾或纱布蘸药液，敷肾区，热敷 30~60 分钟，冷即换，每日 2~3 次。

【功效主治】活血化瘀，清热利湿。适用于慢性肾小球肾炎。

温肾健脾利水方

【组成】苍术、白术、陈皮、甘草、猪苓、泽泻、茯苓、桂枝各 6g，散阴膏 2 贴。

【制法用法】将方中前 8 味药碾成细末，贮瓶备用。用时取 6g，以温开水调和成膏状，敷于患者脐孔内，外用散阴膏封贴，同时将另一贴散阴膏贴于命门穴。每 3 天换药 1 次，病愈方可停药。

【功效主治】温肾健脾，利水消肿。适用于慢性肾小球肾炎。

赤小豆方

【组成】赤小豆 100g。

【制法用法】将赤小豆研成极细粉末，装瓶备用。用时取药末 30~50g，以水调和成糊状，敷于患者肚脐上，外用纱布覆盖，胶布固定。每天换药 1 次，10 次为 1 个疗程。

【功效主治】补脾祛湿，利尿。适用于慢性肾小球肾炎。

温肾助阳利水方

【组成】熟地 9g，山药 9g，山萸肉 9g，茯苓 9g，丹皮 9g，泽泻 9g，桂枝 9g，附子 9g，车前子 9g，牛膝 9g，散阴膏 2 贴。

【制法用法】上方中除散阴膏外，其余药物混合共研成细末。用时取药末适量，以温开水调和成膏，敷于患者脐孔内，外用散阴膏封贴，同时将另一散阴膏贴于命门穴。每 3 天换药 1 次，5 次为 1 个疗程。

【功效主治】温肾助阳，利水消肿。适用于慢性肾小球肾炎。

小贴士

慢性肾小球肾炎患者的饮食禁忌

1. 肾炎患者应该限制食用蛋白质。对于慢性肾小球肾炎病人，应该限制蛋白质的摄入量，因为蛋白质会在人体内形成含氮的化合物，在肾脏内进行排泄时，会增加肾脏的负担。对病程长、肾功能损害不严重者，食物中蛋白质不必严格限制，但每日不宜超过每 kg 体重 1g，其中优质蛋白质占 50% 以上。有氮质血症时，应按病情限制蛋白质。

2. 肾炎患者应该限制使用含有钠的食物。肾炎患者很容易出现水肿和高血压，当患者体内钠的含量较高时，很容易引发肾炎水肿。肾炎患者应限制食盐，以每天 2~3g 为宜。水肿严重时，甚至要进行无盐饮食，同时定期检查血钾、血钠水平，避免在多尿期或长期限钠后，造成体内钠含量不足或缺乏。

3. 肾炎患者应该保证体内的热量的供给。慢性肾小球肾炎病程长，所以患者体内热能供给要满足活动需要，只有在热量充足的情况下，体内的免疫能力才会加强，才能加速慢性肾小球肾炎的康复工作。以糖类和脂肪作为热能的主要来源，成人每日约需 8368~10032kJ 热能。

　　总之，在慢性肾小球肾炎的治疗过程中，只要做到这几点，就可以有利于该病的治疗。

第七章 隐匿型肾小球肾炎

隐匿型肾小球肾炎也称为无症状性血尿或（和）蛋白尿。本病病因目前尚未明了，可能为链球菌、其他球菌、某些杆菌或病毒所引起的免疫反应而导致的肾脏损害。临床仅表现为血尿或（和）蛋白尿，一般无水肿、高血压等肾炎症状，肾功能亦无损害，多在诊治其他疾病或体检时偶然发现。临床上分为无症状性蛋白尿、单纯性血尿、无症状性蛋白尿并单纯性血尿等3型。

本病属中医学"尿血""虚劳"等范畴。中医认为本病病机为脾肾亏虚，统摄无力；或素体亏虚，复感风、湿热外邪；或劳伤于肾，肾失封藏；或久病伤阴导致阴虚火旺，灼伤血络；后期又常兼有瘀血滞留，血不循经等。根据病因病机，常以益气摄血、凉血止血、补肾摄精、滋肾清热等为治疗大法。隐匿型肾小球肾炎中医辨证分型如下。

1. 脾肾气虚

乏力，腰膝酸软，手足心热，口干喜饮。或见畏寒而手足心热，或下半身凉而上半身热，口干饮水不多，大便先干后稀等。舌略红，苔薄有齿痕，脉沉细。

2. 肾阴亏虚

面色潮红，手足心热，口咽干燥，腰酸，口渴喜饮，大便干结，小便黄赤。舌红无苔，脉沉细。

第一节　中药内服偏验方

二地汤

【组成】地锦草 15g，地榆 8g，甘草 3g。

【制法用法】水煎服，每日 1 剂，分 3~4 次口服。

【功效主治】清热解毒，凉血止血。适用于单纯性血尿。

墨大豆丸

【组成】黑大豆 60g，山药、黄芪、苍术各 30g。

【制法用法】共研细末，炼蜜为丸。早晚各服 1 次，每次 10g，温开水吞服。

【功效主治】益气补肾，固摄肾精。适用于肾炎蛋白尿。

向日葵方

【组成】向日葵杆内白瓤（不拘数）。

【制法用法】水煎作茶饮。

【功效主治】健脾利湿。适用于蛋白尿。

金匮蒲灰散

【组成】蒲灰（香蒲的叶洗净、晾干、烧炭，去毒存性）7 份，

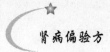

滑石 3 份。

【制法用法】诸药均过筛，混匀，装瓶备用。肉眼血尿者，每次 10g，4~6 小时 1 次；镜下血尿者，每次 5g，4~6 小时 1 次；小儿酌减。以白开水冲服，服至尿检阴性时停药。

【功效主治】凉血止血，利尿通淋。适用于各型血尿。

萹蓄莲草方

【组成】萹蓄 60g，旱莲草 24g，车前子、川牛膝各 9g。

【制法用法】水煎，每日 1 剂，加白糖分 2 次冲服。

【功效主治】清热利水，止血通淋。适用于血尿。

血尿宁

【组成】生地、山茱萸、丹皮、茜草各 10g，山药、女贞子、旱莲草、赤芍各 15g，三七粉（冲）3g。

【制法用法】水煎服，每日 1 剂，分 2 次口服。

【功效主治】滋阴清热，活血止血。适用于隐匿型肾小球肾炎血尿。

凉血活血方

【组成】生地 30g，赤芍 15g，竹叶、川芎、桃仁、红花各 10g，通草、甘草各 6g。

【制法用法】水煎服，每日 1 剂，分 2 次口服。

【功效主治】凉血活血，化瘀利尿。适用于隐匿型肾小球肾炎单纯性血尿。

益气摄血汤

【组成】车前子 15g，党参、黄芪、白术、菟丝子、枸杞、覆盆子、紫草各 10g，生三七、甘草各 6g。

【制法用法】水煎服，每日 1 剂，分 2 次口服。

【功效主治】补益脾肾，益气摄血。适用于隐匿型肾小球肾炎血尿。

六味地黄汤

【组成】生地、山药、山萸肉、茯苓、泽泻、牡丹皮各等份。

【制法用法】水煎服，每日 1 剂，分 2 次口服。

【功效主治】滋阴泻火，补脾益肾，止血。适用于隐匿型肾小球肾炎血尿。

宁血归经汤

【组成】黄芪 25g，白茅根、女贞子各 15g，小蓟 12g，太子参、地骨皮、旱莲草各 10g，甘草 5g。

【制法用法】水煎服，每日 1 剂，分 2 次口服。

【功效主治】益气养阴，清热止血。适用于隐匿型肾小球肾炎血尿。

肾炎血尿方

【组成】生地、小蓟各 15g，白茅根、石韦各 12g，炒蒲黄、藕节、茜草各 10g，甘草 3g。

【制法用法】水煎服，每日 1 剂，分 2 次口服。

【功效主治】凉血止血，利湿通淋。适用于隐匿型肾小球肾

炎单纯血尿。

固精汤

【组成】炙黄芪 30g，龙骨、牡蛎、金樱子、沙菀蒺藜各 5g，狗脊、益智仁、芡实、地龙、萆薢各 10g。

【制法用法】水煎服，每日 1 剂，每天 2 次。

【功效主治】益气补肾，固摄肾精。适用于蛋白尿。

益阴清热利湿方

【组成】黄芪 20g，芡实、女贞子、旱莲草、白花蛇舌草、紫草、白茅根各 15g，生地、金樱子、茯苓、猪苓各 10g。

【制法用法】水煎服，每日 1 剂，分 2 次口服。

【功效主治】益气养阴，清热利湿。适用于隐匿型肾小球肾炎。

养血渗湿汤

【组成】黄芪、益母草、白茅根各 30g，当归 15g，益智仁 10g。

【制法用法】水煎服，每日 1 剂，每天 2 次。

【功效主治】益气养血，清热利湿。适用于无症状性蛋白尿。

参苓白术散

【组成】党参 12g，茯苓 15g，白术、扁豆、陈皮、山药、莲肉、薏苡仁、莲须、金樱子、芡实各 10g。

【制法用法】水煎服，每日 1 剂，每天 2 次。

【功效主治】益气健脾，摄精补肾。适用于蛋白尿。

补气养阴清热汤

【组成】生地黄、金樱子、芡实各10g，紫草、女贞子、旱莲草各15g，黄芪20g，猪苓、白花蛇舌草、倒扣草各30g。

【制法用法】水煎服，每日1剂，分2次口服。

【功效主治】补气养阴，益肝脾肾，清热解毒。适用于隐匿型肾小球肾炎。

四妙水陆二仙汤

【组成】黄柏、川牛膝、芡实、金樱子各10g，炒苍术15g，金银花、连翘各20g，猪苓、白花蛇舌草、倒扣草各30g。

【制法用法】水煎服，每日1剂，分2次口服。

【功效主治】调补脾肾，解毒利湿。适用于隐匿型肾小球肾炎。

隐匿型肾小球肾炎汤

【组成】沙苑子、白茅根、丹参、女贞子、石韦、玄参、麦冬、白茅根、桔梗各15g，生甘草5g。

【制法用法】水煎服，每日1剂，分2次口服。

【功效主治】滋阴固肾，清利湿热。适用于隐匿型肾小球肾炎。

消蛋白尿系列方一

【组成】党参、白术、黄芪、益母草各20g，茯苓、山药、芡实、扁豆、车前子（包煎）、丹参各15g，甘草10g。

【制法用法】水煎服，每日1剂，每天2次。

【功效主治】健脾益气，活血利湿。适用于蛋白尿。

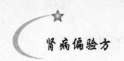

消蛋白尿系列方二

【组成】菟丝子、淫羊藿各 20g，熟地、枸杞子、金樱子、黄芪、茯苓、党参、白术各 15g，五味子 10g。

【制法用法】水煎服，每天 2 次，每日 1 剂。

【功效主治】补益脾肾，利水渗湿。适用于蛋白尿。

益肾汤

【组成】何首乌 30g，山药 20g，炒杜仲、生地、芡实各 15g，续断、菟丝子、甘草各 10g。

【制法用法】诸药用 500ml 水，文火煎取 200ml。每日 1 剂，分两次于饭后 30 分钟服用。

【功效主治】滋阴益肾。适用于隐匿型肾小球肾炎。

肾炎十味汤

【组成】桂枝 6g，知母、黄柏各 10g，车前草、猪苓各 12g，山萸肉、泽泻各 15g，茯苓、白花蛇舌草各 20g，白茅根 30g。

【制法用法】水煎服，每日 1 剂，每天 2 次。

【功效主治】滋阴清热，利尿消肿。适用于蛋白尿。

截叶铁扫帚加减

【组成】截叶铁扫帚 20~50g。

【制法用法】文火水煎，煎汁 400ml。每日 1 剂，早晚各服 200ml，21 天为 1 个疗程。剂量随年龄、体重而略有增减。

【功效主治】凉血清热，化瘀止血。适用于隐匿型肾小球肾炎血尿。

消蛋白尿系列方三

【组成】生地、茯苓、萹蓄、败酱草、小蓟、白花蛇舌草各20g，丹皮、茜草、车前子（包煎）各15g。

【制法用法】水煎服，每日1剂，每天2次。

【功效主治】清利湿热，养阴止血。适用于蛋白尿。

益肾活血汤

【组成】石见穿、黄芪、仙鹤草、川牛膝各15g，丹参、白茅根各10g，鬼箭羽6g，三七3g。

【制法用法】水煎服，每日1剂，分2次口服。

【功效主治】益肾补气，活血化瘀，利湿止血。适用于顽固性血尿。

菟丝子汤

【组成】菟丝子30g。

【制法用法】水煎300ml，每日1剂，2次分服，连服3个月。

【功效主治】补肾固精。适用于隐匿型肾小球肾炎。

芡术汤

【组成】芡实25g，菟丝子、金樱子、黄精各20g，百合15g，山药12g，白术、茯苓各10g，枇杷叶7.5g。

【制法用法】水煎服，每日1剂，分2次口服。

【功效主治】健脾固肾，利水渗湿。适用于隐匿型肾小球肾炎。

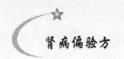

益气活血方

【组成】黄芪 30g，川芎、怀牛膝、虎杖各 20g，山药、茯苓各 15g，熟地、全蝎、山萸肉各 10g。

【制法用法】水煎服，每日 1 剂，分 2 次口服。

【功效主治】益气活血，补肾。适用于隐匿型肾小球肾炎。

益肾宁络方

【组成】生黄芪 30g，制何首乌 15g，女贞子、杜仲、当归、丹参各 10g。

【制法用法】水煎服，每日 1 剂，分 2 次口服。

【功效主治】益肾宁络，补血固肾。适用于隐匿型肾小球肾炎。

活血化瘀汤

【组成】红花 6g，桃仁、川芎各 10g，杜仲、当归各 15g，丹参、黄芪各 30g。

【制法用法】水煎服，每日 1 剂，分 2 次口服。

【功效主治】活血化瘀，滋补肝肾。适用于隐匿型肾小球肾炎。

第二节　食疗偏方

山药莲子芡实粥

【组成】莲子肉 30g，芡实米 60g，怀山药、白糖各适量。

【制法用法】莲子肉用温水浸泡 2 小时，与芡实米、怀山药相混，加水适量煮成粥，加白糖适量调服，每日早晚食用。

【功效主治】益肾固精。适用于蛋白尿。

加味黄芪粥

【组成】生黄芪 30g，生薏苡仁 30g，赤小豆 15g，鸡内金（为细末）9g，金橘饼 2 枚，糯米 30g。

【制法用法】先将黄芪加水 600ml，煎煮 20 分钟，捞去渣。入薏苡仁、赤小豆，煮 30 分钟。再入鸡内金末、糯米，煮熟成粥。每日 1 剂，分 2 次服食，食后嚼服金橘饼 1 枚。

【功效主治】补气固表，利水渗湿。适用于蛋白尿。

芡实茯苓粥

【组成】芡实 15g，茯苓 10g，大米适量。

【制法用法】将芡实与茯苓捣碎，加水适量，煎至软烂时，再加入淘净的大米，继续煮烂成粥，每日分顿食用，连吃数日。

【功效主治】固肾涩精，利水渗湿。适用于蛋白尿。

莲子芡实粥

【组成】芡实 15g，莲子 30g，大米适量。

【制法用法】将芡实捣碎，莲子用温水浸泡 2 小时，与淘净的大米、芡实一起煮烂成粥。每日分顿食用，连吃数日。

【功效主治】固肾涩精，利水渗湿。适用于蛋白尿。

山茱萸粥

【组成】山茱萸 15g，莲子（去心）15g，粳米 60g，白糖适量。

【制法用法】将山茱萸、莲子洗净，与粳米同入砂锅煮粥，粥成时加入白糖稍煮即可，每日分 2 次食用。

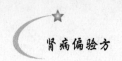

【功效主治】补益肝肾，涩精固脱。适用于蛋白尿。

赤豆西瓜汤

【组成】西瓜皮、赤小豆、白茅根各 50g。

【制法用法】将西瓜皮洗净后切成小块；白茅根洗净后亦切成同样小块；赤小豆洗净。上 3 物同入砂锅中，加适量清水煎汤，以文火煮半日以上即可，每日 1 次。

【功效主治】利湿清热，凉血止血。适用于下焦湿热所致小便淋涩不利、血尿。

消蛋白尿粥

【组成】芡实 30g，白果 10 枚，糯米 30g。

【制法用法】白果去皮，与糯米、芡实同入锅中，以文火煮成粥，粥熟后即可食用。每日 1 次，趁热服食。不可久服，小儿宜少服。

【功效主治】固肾涩精。适用于蛋白尿。

菟丝子粥

【组成】菟丝子 30g，粳米 60g，白糖适量。

【制法用法】将菟丝子洗净后捣碎，加水煎煮取汁，去渣，入米煮粥，粥成时加入白糖，稍煮即可，每日分 2 次空腹服用。

【功效主治】滋补肝肾。适用于蛋白尿。

红苋豆腐汤

【组成】红苋 250g，豆腐 400g，大蒜 1 瓣，姜片、香油、味精各适量。

【制法用法】油烧热爆香姜片、蒜蓉，倒入切碎的苋菜翻炒，加水煮沸，投入已切小块的豆腐，调味（最好淡食）煮沸，淋上香油，每日 1 次。

【功效主治】清利湿热。适用于湿热蕴结引起的小便不利、涩淋不爽，水肿，血尿。

茅根豆粥

【组成】鲜茅根 200g，粳米 200g，赤小豆 200g。

【制法用法】将鲜茅根洗净，切碎，入砂锅内，加水适量，煎汁去渣，加入粳米、赤小豆，如常法煮成稠粥。每日 1 剂，分 3~4 次温热服食。

【功效主治】凉血止血，利尿渗湿。适用于尿血患者。

柿饼灯草汤

【组成】柿饼 2 个，灯心草 6g，白糖适量。

【制法用法】将柿饼、灯心草共入锅中，加水适量炖汤，调入白糖即可吃柿饼喝汤。每日 1 剂，连用 5~7 日为 1 个疗程。

【功效主治】清热利尿，止血通淋。适用于尿道炎、膀胱炎、血尿等。

生地黄粥

【组成】生地黄汁约 50ml（或干地黄 60g），粳米 100g。

【制法用法】取新鲜生地黄适量，洗净后切段，每次榨取生地黄汁约 50ml，或用干地黄煎取药汁。粳米加水煮沸后加入地黄汁，煮成稀粥。每日 1 剂，分 2 次服食。空腹服食，不宜长期食用。并且服此药粥时，忌吃葱白、韭白、薤白及萝卜。

【功效主治】滋阴清热凉血。适用于尿血患者。

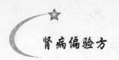

四鲜粥

【组成】鲜藕节 30g，鲜茅根 30g，鲜墨旱莲 30g，鲜小蓟 30g，粳米 100g，白糖适量。

【制法用法】将前 4 味洗净煎煮，取汁去渣，加入淘净的粳米煮粥，粥熟时加入白糖调匀即成。每日 2 次，温热服用。

【功效主治】凉血解毒止血。适用于尿血患者。

柿饼藕节荠菜汤

【组成】柿饼 30g，藕节 30g，荠菜花 15g，蜂蜜 45g。

【制法用法】将柿饼切碎备用，藕节、荠菜花入锅中，水煎去渣取汁，同柿饼再煮，调入蜂蜜即成。每日 1 剂，连用 15 日为 1 个疗程。

【功效主治】清热凉血止血。适用于湿热下注而引起的血尿、血淋。

茅根甘蔗粥

【组成】甘蔗 20g，白茅根 100g，粳米 100g。

【制法用法】将白茅根、甘蔗煎汁去渣，入粳米煮成稀粥。每日 1 剂，分 2 次服食。

【功效主治】清热凉血止血。适用于尿血患者。

花生赤豆茅根汤

【组成】连衣花生 60g，新鲜白茅根 60g，赤小豆 60g，白糖 2 匙。

【制法用法】将花生、赤小豆用温水泡 15 分钟，捞出沥干。白茅根洗净切段，同花生、赤小豆共入锅中，加水适量，炖煮

1 小时后再加入白糖，稍炖即成。食用时弃白茅根，吃花生、赤豆，喝汤。每日 1 剂，连用 5~7 日为 1 个疗程。

【功效主治】利水渗湿，凉血止血。适用于尿血患者。

车前草猪小肚汤

【组成】鲜车前草 80g（或干品 30g），猪小肚 200g，调味料适量。

【制法用法】将车前草洗净，猪小肚洗净切成小块，与车前草一起放入砂煲内，加清水适量，旺火煮沸后，改用文火煲 2 小时，调味供用。每日 1 剂，连用 5~7 日为 1 个疗程。

【功效主治】适用于泌尿系统感染引起的尿血。

加味滑石粥

【组成】滑石 20~30g，小蓟 10g，粳米 100g。

【制法用法】先将滑石用布包扎，与小蓟同入砂锅煎汁，去渣，煎液与粳米共煮为粥。每日 1 剂，分 2 次服食。

【功效主治】清热凉血止血。适用于尿血患者。

小贴士

隐匿型肾小球肾炎患者的饮食原则

1. 隐匿型肾小球肾炎患者在平时膳食时要保证碳水化合物的摄入，提供足够的热量以减少机体蛋白质的分解。限制钠的摄入，每日膳食中钠应低于 3g。少尿时应控制钾的摄入，保证全面营养。

2. 水盐摄入，轻度水肿每日尿量 >1000ml，不用过分限水，钠盐限制在每天 3g 以内，包括含钠食物及饮料，如香肠、咸肉、罐头食品等。严重水肿伴少尿每日摄水量限制在 1000ml 内，应进无盐饮食，用糖、醋、葱等调味以增加食欲。

3. 蛋白质的摄入，低蛋白饮食可减缓肾功能损害的发展，严重水肿伴低蛋白血症患者蛋白质的摄入，每日每 kg 体重 1g，60% 以上为优质蛋白；中轻度水肿患者每日蛋白质 0.5~0.6/kg，60% 以上为优质蛋白，如鸡蛋、瘦肉、鲜牛奶等。摄入蛋白质的同时，必须有充足的热量摄入，每日 126~147KJ/kg。另外，要少饮酒、少吸烟，最好不吸烟。

第八章　慢性尿酸肾病

慢性尿酸肾病是指因为人体内嘌呤代谢发生紊乱，不能及时地将血尿酸排出体外或者产生过多，从而引起血尿酸浓度升高，多余的尿酸形成结晶沉积在肾脏中，刺激肾脏周围组织，造成肾组织细胞损害的一类疾病。临床表现为长期的高血尿酸、蛋白尿、肉眼或镜下血尿、尿 pH 偏低。本病的发展过程中多伴高血压、高血脂等代谢紊乱，后期常有水肿、腰酸腰痛、关节肿胀不利、夜尿增多而清长等表现。西医学认为，长期的高血尿酸不断地刺激人体组织器官是导致本病的病理学基础。近年来随着人民生活水平提高，饮食结构有了较大的改善，其发病率亦日益增多，其中以中老年男性患者发病率较高。

本病为中医学的"痹证""血尿""历节""水肿""淋证""虚劳""腰痛""关格"等范畴，其病机可以归纳为痰浊湿瘀为标，脾肾亏虚为本。治疗上以清湿热，化瘀血，补益脾肾为主。尿酸肾病的中医辨证分型如下。

1. 脾肾气虚

面色淡黄，精神稍差，腰酸乏力，纳呆，气短，肢冷便溏，夜尿频数，小便色清，舌苔淡，边缘有齿痕。

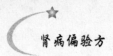

2. 脾肾阳虚

面色㿠白,畏寒肢冷,腰膝酸软,腹中冷痛,小便不利,面浮肢肿,苔白滑,舌质淡胖。

3. 肝肾阴虚

头晕目眩,目干,容易疲劳,肢体麻木,口燥咽干,失眠多梦,胁隐痛,耳鸣,女子月经量少,男子遗精,舌红,少苔。

4. 气阴两虚

乏力,腰膝酸软,畏寒,而手足心热,下半身冷,而上半身热,口干饮水不多,大便先干后稀,舌略红,苔薄有齿痕。

第一节　中药内服偏验方

三妙散

【组成】苍术、黄柏、牛膝、益母草各 15g,山慈菇 10g。

【制法用法】水煎服,每天 2 次,每日 1 剂。4 周为 1 个疗程。

【功效主治】清热祛湿,活血利水。适用于慢性尿酸肾病。

降酸饮

【组成】黄芪 30g,土茯苓、薏苡仁各 20g,泽兰、水蛭、草薢、蚕沙、制大黄各 10g。

【制法用法】水煎服,每天 2 次,每日 1 剂。

【功效主治】补肾活血,祛湿泻浊。适用于慢性尿酸肾病。

蠲痹汤加味

【组成】黄芪 15g，羌活、姜黄、当归、赤芍、防风各 10g，炙甘草 6g。

【制法用法】水煎，每日 1 剂，分 2 次服。

【功效主治】胜湿祛风，活血通络。适用于慢性尿酸肾病。

苍黄汤

【组成】苍术、黄柏、牛膝、益母草各 15g，山慈菇 10g，薏苡仁 30g。

【制法用法】水煎服，每日 1 剂，每天 2 次。

【功效主治】清热利湿，解毒。适用于慢性尿酸肾病。

黄芪防己汤

【组成】黄芪 30g，汉防己 15g，白术、仙灵脾、秦艽、泽兰、泽泻、当归、车前子（包煎）10g。

【制法用法】水煎服，每日 1 剂，每天 2 次。

【功效主治】健脾补肾，清热利湿，活血化瘀。适用于慢性尿酸肾病。

益气养阴汤

【组成】黄芪 30g，丹参、薏苡仁各 20g，太子参、旱莲草、茯苓、枸杞子各 15g，萆薢 10g。

【制法用法】水煎服，每日 1 剂，每天 2 次。

【功效主治】益气养阴，益阴除湿。适用于慢性尿酸肾病。

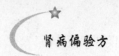

补肾通痹汤

【组成】黄芪24g，党参18g，桑寄生、怀牛膝各15g，当归、土茯苓、萆薢各12g，车前子、威灵仙各9g，生大黄、川芎各6g。

【制法用法】水煎服，每日1剂，每天2次。

【功效主治】健脾益肾，化湿活血，利尿通淋。适用于慢性尿酸肾病。

第二节 食疗偏方

肉苁蓉茶

【组成】肉苁蓉5g，红茶3g，红糖10g。

【制法用法】将肉苁蓉粉碎，与红茶一起放入茶杯中，用沸水冲泡15分钟，加红糖溶化，即可代茶饮用。

【功效主治】补肾助阳，强筋健骨。适用于尿酸肾病引起的腰痛。

健阳茶

【组成】枸杞子、当归、补骨脂各3g，绿茶5g。

【制法用法】将前3味药粉碎，加水煎煮片刻。用煎汁冲泡绿茶15分钟，即可代茶饮用。

【功效主治】补血滋阴，补肾固精。适用于尿酸肾病引起的腰痛。

延寿茶

【组成】枸杞子 10g，当归 5g，龙眼肉 6g，黑大豆 12g，炒白术 2g，红茶 5g。

【制法用法】将黑大豆炒熟同其他 4 味药一起粉碎，放入砂锅中加热煮沸 15~20 分钟，取煮沸液冲泡红茶，15 分钟后代茶饮用。

【功效主治】滋肾补肝。适用于尿酸肾病引起的腰痛。

仙茅茶

【组成】仙茅 5g，红茶 3g，红糖 10g。

【制法用法】将仙茅捣碎与红茶、红糖一起放入茶杯中，用沸水冲泡 15 分钟，即可代茶饮用。

【功效主治】温肾壮阳。适用于尿酸肾病引起的腰痛。

淫羊藿茶

【组成】淫羊藿 5g，红茶 3g，红糖 10g。

【制法用法】将淫羊藿剪碎，同红茶一起放入茶杯中，用沸水冲泡 15 分钟，加红糖溶化，即可代茶饮用。

【功效主治】补肾壮阳，祛风除湿，强健筋骨。适用于尿酸肾病引起的腰痛。

五子茶

【组成】枸杞子、菟丝子、五味子、女贞子、覆盆子各 3g，绿茶 5g。

【制法用法】将五味药粉碎同绿茶一起放入锅中加水煮沸 5

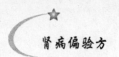

分钟，即可代茶饮用，还可加水煮沸再饮，味淡为止。

【功效主治】滋补肝肾。适用于尿酸肾病引起的腰痛。

骨碎补茶

【组成】骨碎补 5g，红糖 10g，乌龙茶 3g。

【制法用法】将骨碎补粉碎，同乌龙茶一起放入茶杯中，用沸水冲泡 15 分钟，加红糖溶化即可代茶饮用。

【功效主治】补肾强筋健骨。适用于尿酸肾病引起的腰痛。

菟丝子茶

【组成】菟丝子 5g，红茶 3g，红糖 10g。

【制法用法】将菟丝子捣碎，同红茶、红糖一起放入茶杯中用沸水冲泡 15 分钟即可代茶饮用。

【功效主治】滋补肝肾。适用于尿酸肾病引起的腰痛。

神寿不老茶

【组成】人参 3g，牛膝、巴戟天、杜仲、枸杞子各 2g，红茶 5g，蜂蜜适量。

【制法用法】将诸药粉碎与红茶混合放入茶杯中，用沸水浸泡 15 分钟，加蜂蜜溶解，即可代茶饮用。

【功效主治】补肾健骨。适用于尿酸肾病引起的腰痛。

续断茶

【组成】续断 5g，红茶 3g，红糖 10g。

【制法用法】将续断粉碎，与红茶、红糖一起放入茶杯中，加沸水冲泡 15 分钟，即可代茶饮用。

【功效主治】益肾强筋健骨。适用于尿酸肾病引起的腰痛。

锁阳茶

【组成】锁阳 5g，红茶 3g，红糖 10g。

【制法用法】将锁阳粉碎成粗末，与红茶、红糖一起放入茶杯中，加沸水冲泡 15 分钟，即可代茶饮用。

【功效主治】补肾助阳，益精养筋。适用于尿酸肾病引起的腰痛。

巴戟杜仲茶

【组成】巴戟天 5g，杜仲 3g，羌活 3g，红茶 3g，红糖 10g。

【制法用法】将前 3 味药粉碎，同红茶、红糖一起放入茶杯中，用沸水冲泡 15 分钟，即可代茶饮用。

【功效主治】补肾助阳，强筋健骨，祛风除湿。适用于尿酸肾病引起的腰痛。

淫羊藿肉桂茶

【组成】淫羊藿 5g，肉桂、陈皮、槟榔、生姜各 3g，红茶 5g，红糖 10g。

【制法用法】将淫羊藿剪碎，与其他药物粉碎成粗末，同红茶、红糖一起放入茶杯中，用沸水冲泡 15 分钟，即可代茶饮用。

【功效主治】补肾壮阳，祛风除湿，强健筋骨。适用于尿酸肾病引起的腰痛。

巴戟吴萸茶

【组成】巴戟天 5g，吴茱萸 3g，肉桂 2g，红茶 3g，红糖 10g。

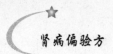

【制法用法】将前 3 味药粉碎，同红茶、红糖一起放入茶杯中，用沸水冲泡 15 分钟，即可代茶饮用。

【功效主治】补肾壮阳，祛风除湿，强健筋骨。适用于尿酸肾病引起的腰痛。

淫羊藿苁蓉茶

【组成】淫羊藿 5g，肉苁蓉 3g，红茶 3g，红糖 10g。

【制法用法】将淫羊藿剪碎，肉苁蓉粉碎，同红茶、红糖一起放入茶杯中，用沸水冲泡 15 分钟即可代茶饮用。

【功效主治】补肾壮阳，祛风除湿。适用于尿酸肾病引起的腰痛。

续断杜仲茶

【组成】续断 5g，杜仲、牛膝、木瓜各 3g，红茶 5g，红糖 10g。

【制法用法】诸药粉碎成粗末，同红茶、红糖一起放入茶杯中，用沸水冲泡 15 分钟，即可代茶饮用。

【功效主治】补肾强健筋骨。适用于尿酸肾病引起的腰痛。

双骨补茶

【组成】补骨脂 5g，骨碎补 3g，红茶 3g。

【制法用法】将补骨脂、骨碎补粉碎成粗末，同红茶一起放入茶杯中，加沸水冲泡 15 分钟，即可代茶饮用。

【功效主治】补肾壮阳。适用于尿酸肾病引起的腰痛。

菟丝杜仲茶

【组成】菟丝子 5g，杜仲 3g，红茶 3g，红糖 10g。

【制法用法】将菟丝子、杜仲粉碎，同红茶、红糖一起，放入茶杯中，用沸水冲泡 15 分钟，即可代茶饮用。

【功效主治】滋补肝肾。适用于尿酸肾病引起的腰痛。

骨碎补山萸茶

【组成】骨碎补 5g，山茱萸、茯苓、熟地黄、牡丹皮各 3g，花茶 5g。

【制法用法】诸药粉碎成粗末，同花茶一起放入茶杯中，加沸水冲泡 15 分钟，即可代茶饮用。

【功效主治】温肾助阳。适用于尿酸肾病引起的腰痛。

续断桑寄生茶

【组成】续断 5g，桑寄生、菟丝子、阿胶各 3g，红茶 5g。

【制法用法】将前 3 味药粉碎，同阿胶、红茶一起放入茶杯中，加沸水冲泡待阿胶溶化，即可代茶饮用。

【功效主治】滋补肝肾。适用于尿酸肾病引起的腰痛。

莲子芡实瘦肉汤

【组成】莲子 50g，芡实 50g，猪瘦肉 200g，食盐适量。

【制法用法】前 3 物加适量水煲汤，用食盐少许调味。每日 1 剂，分 2 次服食。

【功效主治】补脾固肾。适用于肾虚腰痛、夜尿频多。

杜仲羊肾汤

【组成】羊腰子 2 个，杜仲 15g，食盐、姜、葱、料酒各适量。

【制法用法】羊腰子剖成两半，去除臊腥物，在冷水中浸泡片刻，去掉血水；杜仲用干净纱布包起来待用。取砂锅坐旺火上，放入清水，将羊肾与杜仲药袋放入，大火烧开后，加食盐、料酒、葱段、姜片，改用文火炖煮至熟。每日1剂，分2次服食。

【功效主治】补肾，强壮筋骨。适用于肾气亏虚之慢性尿酸肾病。

仙茅炖肉

【组成】仙茅15g，金樱子15g，猪瘦肉500g。

【制法用法】猪肉洗净切块；仙茅、金樱子洗净捣碎，用纱布包好。仙茅、金樱子与猪肉一起加适量水，置文火上炖煮至肉熟烂，调味即可吃肉喝汤。

【功效主治】补肾阳，强筋骨，祛寒湿。适用于尿酸肾病引起的腰痛。

枸杞炖羊肉

【组成】羊腿肉500g，枸杞子10g，姜、葱、料酒、食盐、味精、清汤各适量。

【制法用法】将羊肉整块入开水锅内煮透，再放入冷水洗净血沫，切成方块。葱切成段，姜切片。铁锅烧热，下羊肉、姜片煸炒，烹入料酒，炒透后将羊肉同姜片一起倒入大砂锅内。然后将枸杞子、清汤、食盐、葱一起放入砂锅内，加适量水烧开，撇去浮沫，加盖，用小火炖至羊肉熟烂，挑出葱姜，加入味精，即可吃肉喝汤。

【功效主治】补肾强筋。适用于肾阳虚引起的腰痛膝弱。

补骨脂炖猪腰子

【组成】补骨脂10g，猪腰子1只，食盐、味精各适量。

【制法用法】猪腰子剖开，去臊腺，洗净；补骨脂洗干净。猪腰子切碎与补骨脂一起加适量水，置文火上炖至熟烂，加食盐、味精调味即可饮汤吃猪腰子。

【功效主治】补肾助阳。适用于肾阳不足引致腰痛。

枸杞肉丝

【组成】枸杞子 50g，熟青笋 50g，猪瘦肉 250g，猪油 50g，食盐 6g，白砂糖 3g，香油 8g，干淀粉 5g，酱油 5g，绍酒、食盐、味精各适量。

【制法用法】枸杞子洗净；猪肉洗净，去筋膜，切丝，加入干淀粉拌匀；熟青笋切成同样长的丝。炒锅烧热用油滑锅，放入猪油，将肉丝、笋丝下锅划散，烹入绍酒，加入白糖、酱油、食盐、味精搅匀，投入枸杞子颠炒几下，淋入香油炒匀，起锅装盘即可佐餐食用。

【功效主治】固精滋肾。适用于肾阳虚之腰痛。

五元全鸡

【组成】母鸡 1 只，龙眼 15g，荔枝 15g，黑枣 15g，莲子 15g，枸杞子 15g，冰糖 30g，食盐、胡椒粉各适量。

【制法用法】将母鸡宰杀去毛、内脏，洗净；龙眼、荔枝去壳；莲子去皮、心；黑枣、枸杞子洗净。先将龙眼、荔枝、莲子、黑枣与鸡同放在大钵内，加入冰糖及少许食盐、适量清水，上笼蒸 2 小时，再放入枸杞子，蒸 5 分钟，取出后撒上少许胡椒粉，即可佐餐食用。

【功效主治】滋阴助阳。适用于肾阳虚之腰痛。

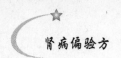

山茱萸寄生粥

【组成】桑寄生 30g，山茱萸 15g，粳米 100g，白糖适量。

【制法用法】先将桑寄生、山茱萸洗净煎汁去渣，再加入粳米煮粥，待粥熟时，加入白糖稍煮即可。每日 1~2 次，3~5 日为 1 个疗程。

【功效主治】补肝肾，强筋骨，祛风湿。适用于尿酸肾病引起的腰痛。

丹参杜仲粥

【组成】杜仲 15g，丹参 30g，川芎 20g，粳米 100g，白糖适量。

【制法用法】先煎杜仲、丹参、川芎，取汁去渣，加入洗净的粳米煮粥，粥熟时入白糖，稍煮即可。温热服用，每日 2 次，7~10 日为 1 个疗程。

【功效主治】助阳益肾，强筋壮骨。适用于肾阳虚之腰痛。

狗骨药粥

【组成】狗骨 100g，菟丝子 30g，粳米 100g，覆盆子 10g，枸杞子 20g，食盐、葱白、生姜、料酒各适量。

【制法用法】先将菟丝子、覆盆子、枸杞子一同放入砂锅内煎取药汁，去掉药渣。再将狗骨砸碎，洗净用料酒炒，加水再煮，然后取狗骨汁和粳米、药汁一并煮粥，将熟时加入食盐、葱白、生姜，煮成稀粥。温热食用，每日 2 次，3~5 日为 1 个疗程，以冬季食用为佳。

【功效主治】补肝肾，强筋骨。适用于肾阴虚之腰痛。

鲤鱼汤

【组成】鲜鲤鱼 1000g，荜茇 2.5g，花椒 2.5g，生姜 5g，香菜 7.5g，葱白 2 根，料酒、食盐、醋各适量。

【制法用法】将鲤鱼去鳞，剖腹去内脏，洗净，切成小块。把葱、姜洗净，拍破。锅内放入鱼、荜茇、葱、姜，加水适量，放在旺火上烧开，然后小火炖半小时，加入香菜、料酒、醋即成。每日 1 剂，连用 7~10 日。

【功效主治】消肿除胀，逐水利尿。适用于慢性尿酸肾病引起的水肿不消、小便短少。

羊肉瓠子汤

【组成】羊肉 500g，草果 5 个，瓠子 5 个，生姜、葱、食盐、醋各适量。

【制法用法】先煮羊肉，草果熬汤去渣。再将瓠子去瓤、皮，切片放入羊肉草果汤中，汤沸再放姜、葱、食盐、醋即可。每日 1 剂，连用 7~10 日。

【功效主治】温中利水消肿。适用于水气泛溢引起的面目、四肢水肿，尤其对中气虚弱之水肿最佳。

山药豆腐汤

【组成】怀山药 200g，豆腐 400g，大蒜 1 瓣，花生油、酱油、香油、葱花、代盐、味精各适量。

【制法用法】山药去皮；豆腐沸水烫后分别切成丁。花生油烧至五成热，爆香蒜蓉，倒入山药丁翻炒一会儿，加适量水，待沸倒入豆腐丁，代盐调味煮沸，撒上葱花，淋上香油即可，每日

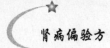

1剂。

【功效主治】清热利湿，健脾利尿。适用于慢性尿酸肾病引起的水肿。

糠谷老粥

【组成】糠谷老 15g，小米 50g。

【制法用法】先将糠谷老剪成小段，入砂锅内，加水适量煎煮，取汁去渣，以其汁代水，入小米，煮成稀粥即可。温热服食，每日 1~2 次。

【功效主治】清湿热，利尿通淋。适用于慢性尿酸肾病引起的水肿。

冬瓜鸭粥

【组成】冬瓜 1 个，光鸭 1 只，大米 300g，鲜荷叶半张，冬菇 5 个，陈皮 3g，葱花、姜茸、香油各少许。

【制法用法】先将连皮冬瓜洗净切厚块；在水沸后放入大米、冬菇、冬瓜、鲜荷叶、陈皮。光鸭于油锅内煎爆至香，铲起加入粥内同煲，在鸭肉熟烂时捞起切件，用葱花、姜茸、香油调味，和粥服食。温热服食，每日 1 次。

【功效主治】适用于慢性尿酸肾病引起的水肿。

去湿粥

【组成】赤小豆 15g，白扁豆 15g，薏苡仁 15g，芡实 10g，川草薢 10g，赤茯苓 15g，木棉花 10g，灯心草 10g。

【制法用法】将赤小豆、白扁豆、薏苡仁、芡实、川草薢、赤茯苓捣碎成粗末，与木棉花、灯心草同入砂锅内，加水适量煮成粥。每日 1 剂，分 2 次温热服食。

【功效主治】补脾益肾。适用于慢性尿酸肾病引起的水肿。

茯苓皮粥

【组成】茯苓皮 10g，椒目 6g，粳米 50g。

【制法用法】先将椒目捣碎，与茯苓皮同置砂锅内，加水适量，煎汤取汁，去渣，以其汁代水，入粳米煮成粥。趁热服食，每日 1 次。

【功效主治】滋阴补肾，利水渗湿。适用于慢性尿酸肾病引起的水肿。

商陆粥

【组成】商陆 5g，粳米 50~100g。

【制法用法】先将商陆煎汁去渣，加入粳米煮成粥，每日或隔日 1 剂。

【功效主治】利尿，消肿。适用于慢性尿酸肾病引起的水肿。

芡实老鸭粥

【组成】老鸭 1 只，芡实 50~100g，粳米 50~100g，食盐、葱、姜各适量。

【制法用法】将老鸭宰杀去毛及内脏，加水煮熟，加少许食盐及葱、姜等调料。将煮鸭的汤再加适量水，入芡实、大米煮粥，待粥熟即可（鸭肉另作他用）。每日 2 次食用。

【功效主治】滋阴补肾，利水消肿。适用于慢性尿酸肾病引起的水肿。

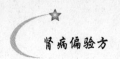

四苓粥

【组成】白术 6g，茯苓 15g，猪苓 15g，泽泻 10g，粳米 50g。

【制法用法】先将前 4 味药放入砂锅内，加水煎煮取汁，去渣后，入粳米煮成稀粥即可。温热服食，每日 1 次。

【功效主治】滋补肾阴，利水消肿。适用于尿酸肾病引起的水肿。

葫芦粥

【组成】陈葫芦 10~15g，粳米 50g，冰糖适量。

【制法用法】先将陈葫芦（越陈越好）烧炭存性后，研末待用。粳米淘洗干净，与冰糖同入砂锅内，加水 500ml，煮至米开花时，将陈葫芦粉调入粥中，再煮片刻，见粥稠即可。温热服食，每日 2 次。

【功效主治】适用于慢性尿酸肾病引起的水肿。

鲤鱼赤小豆粥

【组成】赤小豆 50g，陈皮 6g，草果 6g，活鲤鱼 1000g，大米适量，葱、姜、食盐、胡椒各少许。

【制法用法】将鱼去鳞、鳃及内脏，洗净，把赤小豆、陈皮、草果洗净后塞入鱼腹中，再放入盆内，加姜、葱、胡椒、食盐，加水适量炖汤。炖熟后取鱼汤加入适量大米，煮成稀粥。温热食用，每日 2 次。

【功效主治】适用于尿酸肾病引起的水肿。

小贴士

尿酸肾病患者日常生活中的注意事项

尿酸肾病患者日常生活的饮食重点是"低营养，多饮水"，低营养指限制嘌呤、低脂肪、低糖、低蛋白质（一限三低），但热量要保证，若肥胖可减少热量摄入。

1. 平时少食用或不食用嘌呤含量较高的食品，如胰、沙丁鱼、肝、肾、脑、肉汁、肉汤，含量在 150~1000mg/100g，以及牛肉、猪肉、鸡汤、鲤鱼、鸡、鹅、兔、鸽、扁豆，含量在 76~150mg/100g。其他食物含嘌呤量较低，如羊肉、火腿、豌豆、菠菜、粗粮、麦片，含量在 75mg/100g。

2. 保证三大营养物质每天摄入量 0.8~1g/kg，以减少尿酸来源；宜低脂肪，因脂肪进入体内会阻碍尿酸的排泄；日常生活低脂、低糖饮食能减轻体重，防止血脂增高，但不必严格限制糖类。

3. 维生素，它们在体内的代谢产物是碱性的，有助于治疗尿酸肾病。

4. 水的摄入量保证每天在 2500~3000ml 以上，从而每日有 2000ml 的尿量以促使尿酸排泄。

5. 严禁饮酒、浓茶、咖啡及可可。

第九章 过敏性紫癜肾炎

过敏性紫癜肾炎是过敏性紫癜以坏死性小血管炎为主要病理改变的全身性疾病累及出现肾脏损害时的疾病。临床表现除有皮肤紫癜、关节肿痛、腹痛、便血外，主要为血尿和蛋白尿，多发生于皮肤紫癜后 1 个月内，有的同时并见皮肤紫癜、腹痛，有的仅是无症状性的尿异常。此病为临床常见病及多发病，部分患者会转变为慢性肾小球肾炎、肾病综合征，甚至出现慢性肾衰竭。

本病在中医学归属于"肌衄""斑疹""尿血""葡萄疫"等范畴。主要由于先天禀赋不足，复感外邪而发病。其先天阴虚血燥，营血之中已有伏火，复受风热、温热或药毒之邪，从而两热相搏，蕴热灼津，瘀血内阻，血不循常道而外溢于肌肤，内伤脏腑，损及胃肠，甚则波及于肾而发病。迁延日久，热毒之邪耗气伤阴，气虚摄血无权，阴虚变生内热，阴损及阳则脾肾阳虚。脾肾阳气衰微，溺毒内聚，可致浊阴上犯。急性期表现为实证、热证；病久不愈，转为慢性时，可表现为虚证、寒证。过敏性紫癜性肾炎的中医辨证分型如下。

1. 风热搏结

突然起病，发热咽痛，皮肤紫癜，瘙痒，兼有腹痛或关节疼痛，尿赤，舌质淡红或略红，苔白或薄黄，脉浮滑有力。

2.热毒内蕴

皮肤紫癜反复不愈，分布稠密，色泽鲜明，或紫暗，腹痛夜重，烦躁高热、便血、尿血深红或暗红，舌质暗红，舌苔薄黄，脉涩或弦数。

3.阴虚内热

皮肤紫斑，色红或紫红，伴头昏，腰膝酸软，五心烦热，或潮热、盗汗，舌红少苔，脉细数。

4.气不摄血

皮肤散在紫斑，斑色暗淡，时起时伏，劳则加重，心悸气短，尿赤尿血，头昏，倦怠乏力，纳呆，面色萎黄，舌质淡，苔白，脉弱。

5.脾肾阳虚

紫癜消退，面色㿠白，神倦乏力，周身浮肿，腰膝酸软，畏寒肢冷，纳呆，尿少便溏，舌质淡，苔薄白，脉沉缓无力。

6.浊邪上逆

紫癜已褪，但面色晦滞，精神萎靡，嗜睡，气短懒言，脘腹胀闷，纳呆食少，畏寒肢冷，腰膝酸痛，恶心呕吐，皮肤干燥瘙痒，浮肿，泄泻或大便不爽，尿少或尿闭，舌质淡胖，苔白，脉沉细弱。

第九章　过敏性紫癜肾炎

113

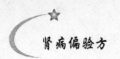

第一节 中药内服偏验方

益肾凉血化瘀汤

【组成】生地 30g，女贞子、旱莲草各 12g，茯苓、泽泻、山萸肉各 10g，大蓟、小蓟、藕节、蒲黄、丹皮、茜草根、炒山栀、甘草各 8g。

【制法用法】水煎服，每日 1 剂，每天 2 次。

【功效主治】益肾，凉血化瘀，止血。适用于过敏性紫癜肾炎。

清热凉血化瘀方

【组成】蝉蜕、丹皮、黄芩、紫草各 9g，金银花、菊花、连翘、小蓟、茜草、川芎、丹参 15g。

【制法用法】水煎服，每日 1 剂，每天 2 次。

【功效主治】清热解毒，凉血止血，活血化瘀。适用于过敏性紫癜肾炎。

紫丹益肾汤

【组成】紫草、黄芩、丹皮、蝉蜕各 9g，丹参、连翘、半边莲、川芎、小蓟、茜草各 15g，大黄 6g。

【制法用法】水煎服，每日 1 剂，每天 2 次。

【功效主治】清热解毒，凉血消斑。适用于过敏性紫癜肾炎。

解毒化瘀汤

【组成】白茅根 30g，金银花、紫草各 15g，黄芩、连翘、生地、丹皮、丹参、蝉蜕、茜草各 10g。

【制法用法】水煎服，每日 1 剂，每天 2 次。

【功效主治】清热解毒疏风，化瘀凉血止血。适用于过敏性紫癜肾炎。

银翘紫地汤

【组成】金银花 30g，连翘、白茅根、白鲜皮各 20g，紫草、生地各 15g，小蓟、赤芍、丹皮、蝉蜕、防己各 10g。

【制法用法】水煎服，每日 1 剂，每天 2 次。

【功效主治】祛风清热，凉血止血。适用于过敏性紫癜肾炎。

清营宁络饮

【组成】生地、赤芍、徐长卿各 10g，当归、金银花、连翘各 5g，蝉蜕、防风、竹叶各 3g。

【制法用法】水煎服，每日 1 剂，每天 2 次。

【功效主治】清热解毒，化瘀凉血。适用于过敏性紫癜肾炎。

消斑汤

【组成】黄芪 15g，生地黄 12g，泽泻、当归、赤芍、牡丹皮、蒲公英、板蓝根、蝉蜕各 10g，防风 9g，甘草 5g。

【制法用法】水煎服，每日 1 剂，每天 2 次。

【功效主治】清热解毒，活血化瘀，凉血止血。适用于过敏性紫癜肾炎。

益气养阴化瘀汤

【组成】黄芪、生益母草、白茅根各 30g，金银花 20g，丹参

18g，石韦 15g，生地、连翘各 12g，太子参、丹皮各 10g。

【制法用法】水煎服，每日 1 剂，每天 2 次。

【功效主治】益气养阴，活血化瘀。适用于过敏性紫癜肾炎。

升阳散火汤

【组成】党参、黄芪、葛根、羌活、防风、升麻、柴胡、赤白芍、蝉蜕、茜草各 10g。

【制法用法】水煎服，每日 1 剂，每天 2 次。

【功效主治】益气固表，清热凉血。适用于过敏性紫癜肾炎。

第二节　食疗偏方

冬瓜黄芪鲤鱼汤

【组成】冬瓜 500g，鲤鱼（约 250g）1 条，黄芪 30g，食盐少许。

【制法用法】将冬瓜洗净，切块；鲤鱼去鳃、鳞、内脏，洗净；黄芪洗净，用纱布包好，扎紧口。砂锅上火，加入适量清水，放入冬瓜块、鲤鱼、黄芪药包，用中火煮熟即成。可加少许食盐或不加盐，佐餐食用。

【功效主治】健脾益气，利水消肿。适用于过敏性紫癜肾炎，症见水肿较重，甚至腹水、面色无华、少气乏力、尿蛋白多者。

黑豆桑椹茅根汤

【组成】黑豆 30g，桑椹 30g，白茅根 30g，蜂蜜 1 匙。

【制法用法】将黑豆、桑椹、白茅根洗净，共入锅中，加水适量，上火慢炖 1 小时，加入蜂蜜即成。吃豆饮汤，每日 2 剂，连用 7~10 日为 1 个疗程。

【功效主治】补肾益阴，强腰壮骨，利尿消肿。适用于过敏性紫癜肾炎，伴腰痛、头面及下肢水肿、高血压。

冬瓜赤小豆汤

【组成】冬瓜 150g，赤小豆 50g，白扁豆 25g，猪苓 25g，泽泻 25g。

【制法用法】冬瓜洗净，切厚块；赤小豆、白扁豆、猪苓、泽泻用清水浸洗干净。将用料一起放入砂煲内，加清水适量，旺火煮沸后，改用文火煲至豆熟，调味食用。每日 1 剂，连用 7 日为 1 个疗程。

【功效主治】利水祛湿，健脾安神。适用于过敏性紫癜肾炎，伴小便不利、心胸烦热、口渴面热、小腹肿胀。

冬瓜猪肾薏苡仁汤

【组成】冬瓜 250g，猪腰子 1 副，薏苡仁 10g，黄芪 10g，鲜香菇 5 个，怀山药、鸡汤各适量，姜末、食盐各少许。

【制法用法】冬瓜去瓜瓤，切成块；香菇去蒂，洗净；猪腰子去外膜、臊腺，对切两半，再切成片，洗净后用热水烫过；香菇、薏苡仁、黄芪洗净；山药洗净切片。鸡汤倒入锅内，加热，先放姜末，再放薏苡仁、黄芪和冬瓜，用中火煮 30 分钟，再放入猪腰子片、香菇和怀山药，煮熟后用少许食盐调味，即可佐餐食用，每日 1 次。

【功效主治】补肾强腰，通淋利湿。适用于证属湿热内蕴的过敏性紫癜肾炎，伴腰膝酸软、下肢水肿、小便量少、四肢倦怠、高血压、眩晕、耳鸣。

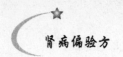

赤小豆薏苡仁粥

【组成】赤小豆 50g，薏苡仁 30g。

【制法用法】先将赤小豆、薏苡仁洗净，拣去杂质，入砂锅内，加水适量，如常法煮粥，煮至豆烂米糜即可。温热服食，每日 1~2 次。

【功效主治】适用于过敏性紫癜肾炎。

茅根薏苡仁粥

【组成】新鲜白茅根 200g，薏苡仁 30g，白糖适量。

【制法用法】先将白茅根去须及节间小根，洗净切碎，入砂锅内，加水 300ml，煎至 200ml，去渣取汁，放入薏苡仁（捣碎），再加水 300ml、白糖适量，煮成稀粥。趁温服食，每日 2 次。

【功效主治】利水渗湿。适用于过敏性紫癜肾炎。

赤豆内金荷叶粥

【组成】赤小豆 45g，鸡内金 15g，荷叶 1 张。

【制法用法】将鸡内金研末；荷叶洗净切碎，备用。赤豆入锅中加水适量煮粥，待熟时放入鸡内金和荷叶，炖至熟烂即可。供早餐服食。

【功效主治】适用于过敏性紫癜肾炎。

加味车前子粥

【组成】车前子 15g，石韦 15g，瞿麦 15g，粳米 50g。

【制法用法】先将车前子用布包，再与石韦、瞿麦同置砂锅内，加水 200ml，煎至 100ml 时，去渣加入粳米，再加水 400ml，煮成稀粥。温热服食，每日 2 次。

【功效主治】利尿通淋。适用于过敏性紫癜肾炎。

茅芦根粥

【组成】白茅根 150g，芦根 150g，粳米 50g。

【制法用法】先将新鲜白茅根和芦根洗净，切段去节，入砂锅内，加水 300ml，煎至 200ml，去渣，入粳米，再加水 250ml，如常法煮成稀粥。稍温服食，每日 2~3 次。

【功效主治】清热解毒，利尿通淋。适用于过敏性紫癜肾炎。

苁蓉三子茶

【组成】菟丝子、枸杞子、肉苁蓉、吴茱萸、覆盆子各 2g，红茶 5g。

【制法用法】将诸药粉碎，放入砂锅加水煎汁，用沸汁浸泡红茶，15 分钟后，即可当茶饮。

【功效主治】滋补肝肾。适用于过敏性紫癜肾炎。

赤小豆鸡内金粥

【组成】赤小豆 50g，鸡内金 15g，籼米 50g。

【制作】先将鸡内金研为细末备用。将赤小豆、籼米洗净，入锅内加水适量，如常法煮粥，粥熟时放入鸡内金末调匀即可。每日 1 次，早餐温热服食。

【功效主治】适用于过敏性紫癜肾炎。

延年益寿茶

【组成】巴戟天、菟丝子、五味子、山药、远志各 3g，红茶

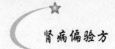

5g，蜂蜜适量。

【制法用法】诸药粉碎同红茶一起放入茶杯中，加沸水浸泡15分钟，加蜂蜜即可当茶饮。

【功效主治】滋补肝肾。适用于过敏性紫癜肾炎。

五味枸杞茶

【组成】五味子、枸杞子各5g，冰糖10g，绿茶3g。

【制作】将五味子、枸杞子粉碎后，同绿茶、冰糖一起放入锅中，加水加热至沸，即可当茶饮。

【功效主治】滋补肝肾。适用于过敏性紫癜肾炎。

二山灵芝五味茶

【组成】山茱萸、山药、灵芝、五味子各2g，绿茶5g。

【制法用法】将前4味药粉碎，同绿茶一起放入茶杯中，用沸水冲泡15分钟，即可当茶饮。

【功效主治】滋补肝肾。适用于过敏性紫癜肾炎。

蟠龙茶

【组成】菟丝子、山茱萸、当归、牛膝各2g，红茶5g，蜂蜜适量。

【制法用法】将前4味药粉碎，放入锅中，加水煎煮15分钟，再加红茶、蜂蜜泡15分钟，即可当茶饮。

【功效主治】滋补肝肾。适用于过敏性紫癜肾炎。

补肾抗衰茶

【组成】女贞子、黑芝麻、枸杞子各6g，生地黄3g，冰糖

10g，绿茶 3g。

【制作】将前 4 味药粉碎，同冰糖、绿茶一起放入茶杯中，加沸水冲泡，15 分钟后，即可当茶饮。

【功效主治】滋补肝肾。适用于过敏性紫癜肾炎。

四补茶

【组成】枸杞子 8g，黄精、龙眼肉、白术各 2g，绿茶 5g。

【制法用法】将前 4 味药粉碎，同绿茶一起放入茶杯中，加沸水浸泡 15 分钟，即可当茶饮。

【功效主治】滋补肝肾。适用于过敏性紫癜肾炎。

小贴士

过敏性紫癜肾炎患者日常生活中的注意要点

1. 注意休息，避免劳累、情绪变化及精神刺激。去除可能的过敏原，防止昆虫叮咬。

2. 注意保暖，防止感冒。控制和预防感染，在有明确的感染或感染灶时选用敏感的抗生素，但应避免盲目地预防性使用抗生素。

3. 注意饮食，因过敏性紫癜多为过敏原引起，应禁食生葱、生蒜、辣椒、酒类等刺激性食品，并应避免与花粉、海鲜等过敏原相接触。

4. 为防止病情反复，病人痊愈后应再坚持巩固治疗 1 个疗程。

第十章 尿石症

尿石症是泌尿系统各部位结石病的总称，是泌尿系统的常见病之一。根据结石所在部位的不同，分为上尿路结石和下尿路结石，前者包括肾结石、输尿管结石，后者包括膀胱结石、尿道结石。本病的形成与环境因素、全身性病变及泌尿系统疾病有密切关系，典型临床表现可见腰腹绞痛、血尿，或伴有尿频、尿急、尿痛等泌尿系统梗阻和感染的症状。

中医常将本病归属"石淋""砂淋""血淋""腰痛"等范畴，认为本病的发生主要与湿热蓄积下焦和气火郁于下焦有关。其病因主要为：湿热、气滞、血瘀、肾虚，且四者互为因果，相互为用。故中医临床治疗，既遵循中医学的整体观念、辨证施治，又结合西医学的各项诊疗手段和辅助检查等。综合分析判断，辨病与辨证相结合，确立治法治则。

第一节 中药内服偏验方

淋沥汤

【组成】石韦 9g，榆皮、冬葵子各 9g，滑石、通草各 12g。

【制法用法】水煎服，每日 1 剂。

【功效主治】清热化湿，通淋排石。适用于尿石症。

硼砂散

【组成】硼砂、琥珀、赤茯苓、蜀葵子、陈橘皮各等份。

【制法用法】上药为细末，每次 7.5g，绿豆水浸，取清汁调下。

【功效主治】利尿通淋，活血止痛。适用于尿石症。

化石汤

【组成】熟地黄 60g，山茱萸、茯苓、玄参各 30g，薏苡仁、泽泻、麦门冬各 15g。

【制法用法】水煎服，每日 1 剂。

【功效主治】滋阴清热，利尿通淋。适用于尿石症。

淡竹叶汤

【组成】淡竹叶、甘草、灯心草、枣子、乌豆、车前子各适量。

【制法用法】上药不拘多少，以水浓煎，去渣取汤，代水饮服。

【功效主治】清热利湿，利尿通淋。适用于尿石症。

独圣散

【组成】黄葵花（花、子俱用）30g。

【制法用法】上药为细末。每次 3g，食前米汤调下，每日 3 次。

【功效主治】利尿通淋。适用于尿石症。

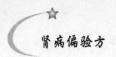

化沙汤

【组成】熟地黄 60g，山茱萸 30g，泽泻、车前子各 9g，甘草 6g。

【制法用法】水煎服，每日 1 剂。

【功效主治】滋肾补阴，利尿通淋。适用于尿石症。

化瘀解痉利尿汤

【组成】金钱草 30g，白芍 20g，石韦、鸡内金、牛膝、猪苓各 15g，桃仁、三棱 12g，生甘草、大黄（酒制）各 10g。

【制法用法】水煎服，每日 1 剂。

【功效主治】化瘀散结，利尿通淋。适用于尿石症。

加味八正散

【组成】车前子（包）、滑石（包）、金钱草各 30g，木通、萹蓄、瞿麦、栀子各 12g，大黄（包）6g，黄芪、石韦各 15g。

【制法用法】水煎 2 次，取药汁 400ml。每日 1 剂，早晨 6 时或 7 时口服 200ml，半小时后饮水 500~1000ml，活动 30 分钟，根据结石位置可改变活动体位，同时口服颠茄合剂 20ml，或口服延胡止痛片 3 片，下午再口服中药 200ml。7~10 天为 1 个疗程，休息 3 天后再行第 2 疗程，一般 3~4 个疗程。

【功效主治】清热利湿，通淋排石。适用于尿石症。

消石散

【组成】琥珀、生鸡内金、滑石（其比例为 1∶4∶6）。

【制法用法】共研细面。每次服用 6g，分早晚 2 次空腹服用。

可直接服干面，亦可用蜂蜜调糊状服用，同时用金钱草适量备茶送服。

【功效主治】利尿通淋。适用于尿石症。

沉香散

【组成】沉香、石韦、滑石、王不留行、当归各 15g，冬葵子、白芍各 2g，炙甘草、陈皮各 8g。

【制法用法】上药为细末。每次 6g，空腹时大麦煎汤送下，每日 3 次。

【功效主治】行气和血，利尿通淋。适用于尿石症。

沙淋丸

【组成】生鸡内金 30g，生黄芪、知母各 24g，生杭白芍、硼砂各 18g，朴硝、硝石各 15g。

【制法用法】上药共研细末，炼蜜为丸，如梧桐子大。空腹时用开水送服，每日 2 次。

【功效主治】益气养血，利尿通淋。适用于尿石症。

大黄牡丹汤

【组成】大黄 10g，桃仁 12g，牡丹皮、芒硝（冲服）各 9g，冬瓜子 30g。

【制法用法】水煎服，每日 1 剂。

【功效主治】泻热破瘀，散结消肿，利尿通淋。适用于尿石症。

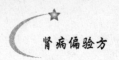

石韦汤

【组成】石韦 30g，大枣 10 枚，通草、甘草各 6g，黄芩、冬葵子、白术各 10g，生姜 9g。

【制法用法】以清水 1600ml，分 2 次煎药，每次约得 300ml，混匀，分 3 次口服。

【功效主治】利尿通淋，清热祛湿。适用于尿石症。

第二节　食疗偏方

加味金钱草粥

【组成】大金钱草 30g，大腹皮 30g，粳米 50g。

【制法用法】将金钱草、大腹皮入砂锅内加水 200ml，煎至 100ml，去渣取汁，入粳米，再加水 400ml，煮为稀粥即可。每日 2 次，趁温服食。

【功效主治】祛湿消肿，利尿通淋。适用于尿石症。

苡仁莲子汤

【组成】鱼翅、薏苡仁、莲子各 30g，红枣适量。

【制法用法】将鱼翅发透，洗净，撕成丝；薏苡仁洗净；莲子去心，红枣去核，均洗净。锅上火，放入莲子、薏苡仁、红枣，加水 500ml，炖约 30 分钟，加入鱼翅，再炖 30 分钟即成。每日 2 次，趁温服食。

【功效主治】补益气血，通淋利水。适用于肾结石，见腰痛、血尿、少尿、面色苍白或排尿突然中断。

木通粥

【组成】木通 15g，生地黄 30g，粳米 100g。

【制法用法】先煎前 2 味，去渣，再入粳米煮成粥，即可空腹食用。

【功效主治】泻火行水，利尿通淋。适用于尿石症。

猪脬金钱粥

【组成】金钱草 60g，猪脬肉 60g，粳米 50~100g。

【制法用法】将金钱草煎汁去渣，猪脬肉洗净切块后，与粳米加入药汁中同煮成粥。每日 2 次，趁热服食。

【功效主治】利尿通淋，散结消肿。适用于尿结石。

三金排石粥

【组成】金钱草 30g，郁金 15g，鸡内金 10g，三棱、莪术各 12g，炮山甲 6g，薏苡仁、牛膝各 9g，粳米 100g，白糖适量。

【制法用法】上药水煎，去渣取汁，加入淘净的粳米煮成粥，再加白糖调味。每日 2 次，趁热服食。

【功效主治】清化湿热，利尿通淋。适用于尿石症。

鸡内金赤豆粥

【组成】赤小豆 60g，鸡内金 15g，粳米 100g。

【制法用法】鸡内金研末，赤小豆、粳米洗净，同煮成粥。每日 2 次，趁热服食。

【功效主治】适用于尿石症。

金沙牛粥

【组成】金沙牛 30 个，鸡内金 3 个，粳米 50~100g。

【制法用法】金沙牛布包煎汁；鸡内金捣碎成末。将粳米加入金沙牛药汁共煮成稀粥。待粥将熟时，加入鸡内金末，稍煮即成。每日 2 次，愈后停服。

【功效主治】清热利湿，利尿通淋。适用于尿石症。

金钱草鸡肫汤

【组成】小叶金钱草干品 50g，鸡肫 2 只，酱油少许。

【制法用法】将金钱草用冷水浸泡 3 分钟，除去沉泥，洗净，沥干，备用；将鸡肫原只剖开，除去食渣，留肫肉皮，先用冷水冲洗干净，再用食盐、醋洗，最后用冷水洗净。将金钱草和鸡肫一起放入砂锅内，加清水浸汤，小火炖 1 小时即成。每次饮汤 1 小碗，吃鸡肫 1 个，鸡肫切片蘸酱油食用，每日 2 次。

【功效主治】适用于肾结石、胆结石。

车前绿豆汤

【组成】车前子 30g，绿豆 60g。

【制法用法】将车前子用布包扎好；绿豆洗净。将药包、绿豆放入砂锅内，加水适量，煎煮至熟烂，去掉药包，即可食用。

【功效主治】清热解毒，利尿通淋。适用于尿石症或小便不通、尿血。

鸡内金炒米粉

【组成】鸡内金（炙）30g，糯米 1000g，白糖适量。

【制法用法】将鸡内金烘干后，研成细粉，备用；糯米淘洗干净，用冷水浸 2 小时，捞出，沥干，蒸熟，再晒干或烘干，磨成细粉。将鸡内金与糯米粉混合，再磨 1 次，筛下粉末，装瓶。食用时加白糖半匙，冲开水适量，拌匀，入小钢精锅炖沸，冒出气泡，即可佐餐食用。每日 2 次，每次 2 匙。

【功效主治】适用于尿石症。

补肾化石核桃肉

【组成】核桃 1000g，黄芪 60g，石韦 30g，鸡内金 30g，金钱草 250g，蜂蜜 250g，白糖 250g。

【制法用法】核桃去壳取肉，用食盐或沙约 500g 倒入铁锅内炒热，再倒入核桃肉，不断翻炒，至核桃皮呈嫩黄色，大约炒至 10 分钟离火。离火后也要翻炒，以防烧焦，待稍凉后用铁筛筛去食盐或沙，冷却后再吹出核桃衣，备用。将黄芪、石韦、鸡内金、金钱草洗净，倒入砂锅内，加冷水将药物浸没，中火煎约 40 分钟 ~1 小时，至药汁成大半碗时，沥出头汁，再加水 2 大碗，至药液煎成大半碗时，滤出二汁，弃渣，将头汁二汁混合在一起。然后将药汁、蜂蜜、白糖倒入大瓷盆内，倒入核桃肉，浸拌均匀。瓷盆加盖，用旺火隔水蒸 3 小时后，离火。以后每隔 2~3 天蒸 1 次，每次蒸半小时。每次饮药汁 1 匙，吃核桃肉 1 匙，每日 1 次。药汁用温开水送服，核桃肉要嚼极细再咽下。

【功效主治】适用于肾结石及输尿管结石。

玉米须枸杞汤

【组成】玉米须 30g，枸杞子 12g，鲍鱼 50g，冰糖适量。

【制法用法】将鲍鱼用水浸泡至软，切成片；玉米须、枸杞子均洗净。然后将其一起放入砂锅内，加适量的水、冰糖，用武火煮沸后，文火煮至鲍鱼熟烂，即可吃鲍鱼饮汤。

【功效主治】适用于脾肾亏虚之泌尿系结石。

海金沙茶

【组成】海金沙 60g，茶叶 30g，生姜、甘草各适量。

【制法用法】将前 2 味研为细末，用生姜、甘草煎汤冲调。每次 10g，每日 2 次。

【功效主治】利尿通淋，止痛。适用于尿石症。

通草茶

【组成】通草 3g，灯心草 3g，青茶叶 6g，白茅根 30g。

【制法用法】用沸水冲泡，每日 2 次。

【功效主治】利水渗湿，利尿通淋。适用于尿石症。

茯苓滑石粥

【组成】滑石 15g，白茯苓 30g，葱白 4 段，生姜 10g，粟米 100g。

【制法用法】将滑石装布袋扎口，与茯苓、葱白、生姜煎汁，去渣，入粟米煮至粥将熟时，加真酥搅匀稍煮，即可空腹食用。

【功效主治】利水渗湿，利尿通淋。适用于尿石症。

竹叶茶

【组成】竹叶 10g，茶叶 5g。

【制法用法】用沸水冲泡，代茶饮。

【功效主治】适用于尿石症。

冬葵粥

【组成】冬葵 250g，粟米 100g，盐豆豉适量。

【制法用法】将盐豆豉汁煮沸，下粟米再煮，将冬葵切细，入粥内，共熬成粥，空腹任意食用。

【功效主治】利尿通淋。适用于尿石症。

小贴士

尿石症患者日常生活饮食的注意事项

尿石症主要是日常不良的饮食、不良生活习惯等原因引起的，尿结石严重会损伤肾脏工作，需要及早治疗，但是除了治疗之外，日常饮食也是很重要的。

一、饮水指导

1. 建议成年男性患者饮水量为 2500~3000ml/ 日，女性患者及心肺肾功能正常的老年患者为 2000~2500ml/ 日，小儿酌减。夏季可适当增加饮水量，维持尿量 2000~3000ml/ 日及以上。

2. 饮水量要分布全天，结石成分的排泄多在夜间和清晨出现高峰，因此除白天大量饮水外，睡前、睡眠中起床排尿后也须饮水 300~500ml。一般每次饮水 300ml 左右，活动时可略增加饮水量，多饮水可冲洗泌尿系统结石，也可稀释尿液，改变 PH。（如长期酸性尿易出现磷酸钙结石，碱性尿易形成磷酸铵镁结石。）

3. 宜饮用温度适宜的磁化水（使用磁化杯），因磁化水具有较强的溶钙能力、能降低钙盐的饱和度、抑制钙结石的再形成。

二、饮食指导

总的原则是注意动物蛋白质、谷类、蔬菜纤维素搭配食用。以低糖低脂低钠饮食为宜。（适当限制钠即食盐的摄入可减少钠、钙、尿酸和草酸盐的经肾排出，有利于防止尿石复发。）

1. 草酸钙结石患者应避免食用以下食物，如萝卜、菠菜、苋菜、芹菜、莴苣、竹笋、土豆及豆制品等。并避免饮用可可、巧克力、红茶、酸梅、可乐、啤酒等。维生素 C 高的食物不宜多吃，如柑橘、柠檬、西红柿、草莓等。口服维生素 B_6 及镁制剂，有利于预防和治疗特异性高草酸钙尿石症。

2. 磷酸钙和磷酸镁铵结石患者宜低磷酸钙饮食并宜食酸性食物。因碱性尿易形成磷酸铵镁结石（尿 PH>7.2）。建议加强控制感染；应禁食所有奶制品、柠檬汁、可乐、咖啡。另外，口服氯化铵可使尿液酸化。

3. 含钙结石患者建议采酸性饮食。因食糖及其制品、饮料等可增加尿钙，故结石患者应加以控制。饮用含高钙食物如牛奶等一般不影响机体的的钙代谢，可正常饮用。

4. 尿酸结石患者应限制蛋白质摄入量，多食用新鲜蔬菜和水果，其中肥胖患者应低热量膳食。宜用的食品有：五谷类应以细粮为主；青菜水果可任意食用；鸡蛋和牛奶可适当摄入。建议采碱性饮食，忌用的食品有：猪肉、牛肉、鸭肉、鹅肉、动物内脏、盐渍或油炸食品、青鱼、沙丁、白带鱼、吴郭鱼、肉干及各种肉汤、肉汁、蛤、蟹等；菠菜、各种豆类、菜花、龙须菜及蕈类；酒、浓茶、咖啡、可可等；强烈的香料及调味品。

第十一章　乳糜尿

乳糜尿指从肠道吸收的营养物质形成的乳糜液逆流至泌尿系统淋巴管中，使淋巴管内压增高、曲张、破裂，乳糜液溢入尿中，使尿色呈乳白色，因含乳糜液量的不同，尿色表现为乳白色厚酪样或色泽稍混浊。如乳糜尿中含血量较多呈粉红色，临床上称乳糜血尿；若合并感染称乳糜脓尿。本病的发病年龄以30~80岁为最高，且本病的复发率高达20%~30%左右，其复发原因与过度劳累、酗酒、进食高脂肪、感冒发热、胎前产后等因素有关。

本病多属中医学"膏淋""白浊"等范畴。其发病原因与脾肾二脏有密切关系。脾虚则运化无权，肾亏则封藏失司，而致精微下泄，清浊不分，下经膀胱，故小便混浊，如乳汁或如脂膏。本病早期以湿热标实为主，病久则脾肾亏虚，后期为虚实夹杂。治疗方法以补中益气，清热利湿，健脾益肾为主。乳糜尿中医辨证分型如下。

1. 肾阴虚损，固摄无权

五心烦热，头晕，腰酸，倦怠无力，大便干结，小便乳白夹有血丝、血块，舌质红，苔薄黄，脉细数。

2. 脾气虚陷，精微下泄

少腹坠胀，面色萎黄，食少倦怠，懒于动作，舌淡，苔薄，脉细软。

3. 肾虚湿热内蕴，清浊相混

小便乳白黏稠，解时阴中涩痛，少腹不适，腰酸，倦怠，舌苔白腻或微黄，脉细软。

4. 湿热下注

胸闷纳少，少腹坠胀，口干或口苦，尿黄浊或夹血，排尿有不适感，舌苔黄，脉濡数。

5. 阴虚火旺

性情易于激动，善怒易嗔，面颊潮红，五心烦热，头昏头痛，失眠梦多，盗汗心悸，遗精，女子闭经或量少，腰酸腰痛，口干咽燥，舌红少苔，脉细而数。

6. 脾肾两虚

小溲混浊如米泔，头目眩晕，腰膝酸痛，畏寒肢冷，腹胀腹泻，纳差，或见男子阳痿、遗精，女子宫寒不孕，或小腹冷痛，舌质淡，苔白，脉沉细弱。

7. 气阴两虚

尿浊或有血色，小便短少，大便时干，头晕眼花，心烦肢倦，口干，舌红少苔，脉细数或濡数。

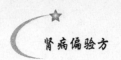

第一节　中药内服偏验方

化瘀清浊汤

【组成】益母草、萆薢、茯苓、菟丝子、黄芪、薏苡仁各15g，炮山甲、桃仁、红花各10g。

【制法用法】水煎，每日1剂，分2次服。

【功效主治】活血化瘀，健脾益肾，清利湿热。适用于乳糜尿。

乳糜饮

【组成】生黄芪20g，怀山药、石莲子各30g，益智仁、石韦各10g，菟丝子、白及各15g，向日葵白茎30cm左右。

【制法用法】水煎，每日1剂，分2次服。

【功效主治】补肾健脾，清热止血。适用于乳糜尿。

柴莲汤

【组成】柴胡、黄芩、石莲子、茯苓、蚤休、白花蛇舌草、车前草、滑石、甘草各等份。

【制法用法】水煎，每日1剂，分2次服。

【功效主治】清热利湿，通淋。适用于乳糜尿。

乳糜尿汤

【组成】萆薢、萹蓄、石韦、海金沙各30g，茯苓18g，生地15g，黄柏、红花各10g。

【制法用法】水煎，每日1剂，分2次服。

【功效主治】清热通淋，利湿活血。适用于乳糜尿。

地锦草方

【组成】地锦草30g，党参、怀山药、黄芪、川草薢各20g，茯苓、白术、枣肉各10g，芡实15g，当归6g。

【制法用法】取鲜地锦草全草洗净，湿热重者每次40~50g，轻者30g，加红糖15g，水500ml，煎至200ml，每日2次。

【功效主治】清热祛湿，通淋。适用于乳糜尿。

石灰鸡蛋方

【组成】生鸡蛋，生石灰。

【制法用法】取生鸡蛋数个埋入适量生石灰中，浇上水，在生石灰变成熟石灰的过程中把鸡蛋烧熟，然后去壳食用。每日4~5个，连食2周。

【功效主治】适用于乳糜尿。

石莲清糜汤

【组成】石莲子、茯苓、山药、苏芡实、薏苡仁各15g，海金沙30g，生白术、草薢各12g，石菖蒲、焦山楂各10g。

【制法用法】水煎，每日1剂，分2次服。

【功效主治】通淋，淡渗祛湿。适用于乳糜尿。

苦参清淋汤

【组成】苦参25g，土茯苓、石韦各30g，益母草20g，猪苓、白茅根各15g，丹皮18g。

【制法用法】水煎，每日1剂，分2次服。个别患者若服后出现厌食、呕吐等症，方中可酌加小茴香、砂仁等养胃之品。

【功效主治】清热利湿，化瘀通淋，凉血止血。适用于乳糜尿。

石莲白及汤

【组成】石莲子60g，白及30g，萹蓄、草薢、菟丝子、乌贼骨各20g，生蒲黄、乌药各15g。

【制法用法】水煎，每日1剂，分2次服。

【功效主治】通淋，清利湿热。适用于顽固性乳糜尿。

清热通淋化瘀汤

【组成】石韦、萹蓄、草薢、刘寄奴、鸡血藤各30g，茯苓、生地、红花各12g。

【制法用法】水煎，每日1剂，分2次服。遇病情重者，亦可每日2剂。

【功效主治】清热通淋，活血化瘀，通淋。适用于丝虫乳糜尿。

石莲子汤

【组成】石莲子（打碎）60g，茯苓、车前子、泽泻、草薢、阿胶珠、蒲黄炭各12g，当归9g，甘草4.5g，熟地炭3g。

【制法用法】水煎，每日1剂，分2次服。

【功效主治】清热利湿，秘别清浊。适用于乳糜尿。

活血分清饮

【组成】草薢15g，桃仁、当归、赤芍、川牛膝、车前子各

10g，红花、川芎、桑螵蛸、益智仁、制香附各 6g。

【制法用法】水煎。每日 1 剂，分 2 次服。

【功效主治】活血通瘀，补肾固精，秘别清浊。适用于乳
糜尿。

补中益气汤化裁

【组成】生黄芪、土茯苓各 30g，潞党参 20g，地肤子 15g，炒
白术、炒枳壳各 12g，全当归 10g，广陈皮、银柴胡、升麻各 6g。

【制法用法】水煎，每日 1 剂，分 2 次服。

【功效主治】补中益气，清热除湿，解毒通淋。适用于乳
糜尿。

承气汤

【组成】天花粉 18g，赤芍、丹参、地龙各 15g，桃红、大黄、
苍术各 9g，桂枝、黄柏、甘草各 6g。

【制法用法】水煎，每日 1 剂，分 2 次服。

【功效主治】清湿热，祛瘀血，通淋。适用于复发性乳糜尿。

飞廉分清汤

【组成】飞廉草 50g，茯苓 15g，萹蓄、菟丝子、石韦各 10g。

【制法用法】水煎，每日 1 剂，分 2 次服。

【功效主治】清热利湿，健脾益肾。适用于乳糜尿。

杀虫消糜汤

【组成】山楂 30g，苦参 20g，茯苓、车前子各 15g，槟榔、
地龙、草薢、海藻各 10g。

【制法用法】水煎，每日1剂，分2次服。

【功效主治】健脾消糜，清热利湿。适用于丝虫病乳糜尿。

观音座莲方

【组成】观音座莲、乌敛莓各30g，苦参10g，栀子12g，草薢15g。

【制法用法】水煎，每日1剂，分2次服。

【功效主治】清热利湿，通淋。适用于乳糜尿。

石虎汤

【组成】石莲子（打碎）、虎杖各30g，石菖蒲12g，黄芩、黄柏、知母各15g，重楼、白花蛇舌草各30g，甘草6g。

【制法用法】水煎，每日1剂，分2次服。

【功效主治】清热利湿，化瘀泻浊。适用于乳糜尿。

固肾涩精方

【组成】金樱子、怀山药、生龙骨各30g，菟丝子20g，芡实、石莲子各15g，莲子须12g，五倍子6g。

【制法用法】水煎，每日1剂，分2次服。

【功效主治】温肾固涩。适用于乳糜尿。

分清泌浊饮加味

【组成】川草薢、石菖蒲各10g，车前子（包）30g。

【制法用法】水煎，每日1剂，分2次服。

【功效主治】秘别清浊。适用于乳糜尿。

升脾举陷方

【组成】黄芪 40g，葛根、乌敛莓各 30g，土茯苓 20g，金樱子、淮牛膝各 15g，升麻 10g。

【制法用法】水煎，每日 1 剂，分 2 次服。

【功效主治】健脾益气，升清固涩。适用于乳糜尿。

清浊汤加味

【组成】芡实、莲子各 30g，萆薢、桑螵蛸各 10g，甘草 6g。

【制法用法】水煎，每日 1 剂，分 2 次服。

【功效主治】补益脾肾，清利湿浊。适用于乳糜尿。

射干汤

【组成】射干 15g。

【制法用法】水煎后加入白糖适量。每日 1 剂，分 3 次服，10 天为 1 个疗程。

【功效主治】清热利咽，通淋化浊。适用于乳糜尿。

消浊汤

【组成】大蓟、小蓟各 30g，石菖蒲 20g，益智仁、山药 15g，乌药、甘草梢、荔枝草各 10g。

【制法用法】水煎，每日 1 剂，分 2 次服。

【功效主治】健脾益肾，分清别浊，补肾固涩。适用于乳糜尿。

益气分清汤

【组成】党参、黄芪、煅龙骨各 15g，白术、茯苓、萆薢、益智仁、石菖蒲各 10g，升麻、炙甘草各 5g。

【制法用法】水煎，每日 1 剂，分 2 次服。

【功效主治】益气固涩，分清化浊。适用于乳糜尿。

蛇苇汤

【组成】白花蛇舌草、石韦、荠菜花各 15g，射干 10g，茯苓 20g，参三七 5g。

【制法用法】水煎，每日 1 剂，分 2 次服。10 剂为 1 个疗程，可治疗 4 个疗程。

【功效主治】清热湿热，活血化瘀。适用于乳糜尿。

乳糜汤

【组成】萆薢、山楂、怀山药各 30g，石莲子 10g，白矾 3g。

【制法用法】水煎，每日 1 剂，分 2 次服。

【功效主治】分清别浊。适用于乳糜尿。

益肾理血汤

【组成】益智仁、芡实各 10g，熟地、怀山药各 12g，黄芪、生地、侧柏炭各 15g，萆薢、茯苓各 20g，煅牡蛎 30g。

【制法用法】水煎服，每天 2 次，每日 1 剂。

【功效主治】益肾理血。适用于乳糜尿。

马鞭草汤

【组成】马鞭草、芡实、玉米须各 30g，黄芪 20g，金樱子 15g，益智仁 12g，莲须、黄柏、白术各 10g。

【制法用法】水煎，每日 1 剂，分 2 次服。

【功效主治】滋补脾肾，分清降浊。适用于乳糜尿。

猪苓汤加味

【组成】猪苓、茯苓、泽泻、滑石各 15g，阿胶 10g，青蒿 60g。

【制法用法】水煎，每日 1 剂，分 2 次服。

【功效主治】养阴清热利湿。适用于乳糜尿。

治浊固本汤

【组成】益智仁、石菖蒲各 10g，萆薢、菟丝子各 15g，芡实、莲须、白鸡冠花各 30g。

【制法用法】水煎，每日 1 剂，分 2 次服。

【功效主治】固肾化浊。适用于乳糜尿。

四子三七汤

【组成】五味子、金樱子、菟丝子、石莲子各 20g，白及 10g，山药、白术、茯苓、川萆薢各 15g，广三七粉（冲服）6g。

【制法用法】水煎，每日 1 剂，分 2 次服。

【功效主治】补脾固肾，化瘀利浊。适用于乳糜尿。

山楂汤

【组成】生山楂 90g。

【制法用法】水煎服。每日 1 剂，15 天为 1 个疗程，忌油脂。

【功效主治】消食健胃，活血化瘀。适用于单纯性乳糜尿。

加味猪苓汤

【组成】猪苓 20g，茯苓 15g，泽泻、阿胶（烊化）、鹿角霜、

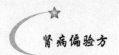

补骨脂、益智仁各 10g。

【制法用法】水煎，每日 1 剂，分 2 次服。

【功效主治】养阴利水，温补固涩。适用于乳糜尿。

秘元煎

【组成】山药 30g，白术、人参各 15g，芡实、金樱子、茯苓各 12g，远志、五味子各 10g，酸枣仁 25g，炙甘草 5g。

【制法用法】水煎，每日 1 剂，分 2 次服。

【功效主治】健脾补肾，固摄下元。适用于乳糜尿。

第二节　食疗偏方

车前竹叶甘草汤

【组成】车前叶 100g，淡竹叶 12g，生甘草 10g，冰糖适量。

【制法用法】将上物洗净后，共入锅中，水煎去渣取汁 1 碗，加入冰糖溶化，即可代茶饮用，每日 1 剂，连用 7~10 日为 1 个疗程。

【功效主治】清热利尿通淋。适用于乳糜尿。

三豆甘草汤

【组成】绿豆 20g，赤小豆 15g，黑豆 15g，甘草 4g。

【制作】将此 4 味共入砂锅中，加水适量煎煮，至豆熟烂离火。每日分 2 次食用，连用 5 日为 1 个疗程。

【功效主治】利尿消肿，解毒清热。适用于乳糜尿。

车前赤豆玉米须汤

【组成】车前叶 60g，赤小豆 45g，玉米须 45g，生甘草 10g。

【制法用法】将车前叶洗净切碎，同玉米须、生甘草共入锅中，水煎去渣取汁，加入赤小豆共炖熟烂即成。吃豆喝汤，每日 1 剂，连服 7~10 日。

【功效主治】利尿消肿渗湿。适用于乳糜尿及急、慢性尿道炎、膀胱炎。

公英地丁绿豆汤

【组成】蒲公英 30g，紫花地丁 30g，绿豆 60g。

【制法用法】将蒲公英、紫花地丁洗净切碎，入锅中加水煎煮，去渣取汁 1 大碗，入绿豆炖烂即成。吃豆饮汤，每日 1 剂，连用 5~7 日。

【功效主治】清热解毒，利尿。适用于乳糜尿。

车前田螺汤

【组成】车前子 30g，红枣 10 枚，田螺（连壳）1000g。

【制法用法】先用清水净养田螺 1~2 日，经常换水以漂去污物，斩去田螺壳顶尖；红枣（去核）洗净。用纱布另包车前子，与红枣、田螺一起放入煲里，加清水适量，武火煮沸后，改文火煲 2 小时，经调味即可饮汤，吃田螺。

【功效主治】利水通淋，清热祛湿。适用于乳糜尿、前列腺炎、尿石症。

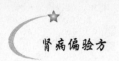

冬瓜蚌肉陈皮汤

【组成】冬瓜 500g，河蚌肉 250g，陈皮 10g，料酒 1 匙，葱姜末、味精各适量。

【制法用法】将冬瓜去皮、瓤，洗净切块，同蚌肉、陈皮共入锅中，加水煮沸，烹入料酒、葱姜末，炖至熟烂，调入味精即成。每日分 2 次食用，连服 5~7 日。

【功效主治】清热祛湿，利尿。适用于乳糜尿。

导赤粥

【组成】竹叶 30g，粳米 50~100g，砂糖、生地黄、木通、甘草各少许。

【制法用法】将生地黄、木通、甘草打粗末，取 10g，布包好，再与洗净的竹叶一同放入砂锅，加水煎汁，去渣，放入粳米，煮成稀粥。每日 2~3 次，病愈后即停服。但是凡胃寒患者或阴虚发热者不宜选用。

【功效主治】清热解毒。适用于乳糜尿。

怀杞煲螺头

【组成】干螺头 100g，怀山药 25g，枸杞子 25g，鸡脚 10 只，猪瘦肉 300g，生姜 2 片，葱 2 根，食盐适量。

【制法用法】螺头用清水浸 2 小时，姜葱用凉水涮过；瘦肉、鸡脚用凉水涮过。把适量水煲滚，放入螺头、鸡脚、猪瘦肉、怀山药、枸杞子、姜 1 片煲滚，慢火煲 3 小时，下食盐调味，即可佐餐食用。

【功效主治】滋补肝肾。适用于乳糜尿。

小贴士

乳糜尿日常护理的注意事项

1. 避免过度疲劳，多休息。

2. 避免过食辛（腥）辣、油腻及豆制品，对于脾阳虚、肾阳虚、寒湿患者也不宜多吃水果。

3. 饮食宜清淡，如米粥、红枣糯米粥、面条、面包等宜多吃。

4. 其他蔬菜如蘑菇、莲子、木耳、山药等，水果如哈密瓜、西瓜、梨、苹果、椰子、菠萝等应适量食用，唯橘类可以多食用，配合姜枣之剂饮用更佳。

5. 乳糜尿患者要低脂低蛋白饮食，减少蛋白等吸收，降低其排泄量。

第十二章 肾病综合征

肾病综合征是指由多种病因引起的，以肾小球基膜通透性增加伴肾小球滤过率降低等肾小球病变为主，临床表现为大量蛋白尿、低蛋白血症、高脂血症和不同程度的水肿的一组临床症候群。常见的并发症为感染、血栓及栓塞性并发症、血容量不足、肾小管功能异常、急性肾衰竭、免疫异常、蛋白质及脂肪代谢紊乱等，儿童及成人均可发病。

本病在中医学中多属"水肿（阴水）""虚劳""腰痛"等范畴，其内因主要为脾肾阳虚、气虚，其外因常为风寒湿邪侵袭而诱发。治疗上多采用益气健脾利湿、温肾壮阳利水、固摄精微以及活血化瘀等方法，另外中西医结合，中药与激素联用，以拮抗激素及药物副作用，常可收到较满意的疗效。肾病综合征的中医辨证分型如下。

1.脾肾阳虚，水湿泛滥

面色㿠白，肢体或周身浮肿，腰酸溲少，纳差便溏，自感形寒肢冷，舌淡胖或淡红，苔薄白，脉沉细。

2.脾肾两虚

尿量尚多，浮肿不明显或者轻度浮肿，或原有高度浮肿已经利尿而浮肿减轻，但尿蛋白仍多，血浆蛋白很低，面色萎黄，少气乏力，舌质淡红，苔薄白，脉软。

3. 肝肾阴虚

见于久用皮质激素之后，肾病未愈而继发肾上腺皮质功能亢进或继发感染等引起的症候群，如面红体胖，怕热，多汗，心中烦热，心悸失眠，头胀，头痛，鼻流浓涕，咽部干痛，痤疮感染，大便秘结不畅，舌边尖红，苔薄白腻或黄，脉滑数或玄数。

第一节　中药内服偏验方

康肾散

【组成】生黄芪、丹参各等份。

【制法用法】上药研末。每日3次，每次10g，温开水冲服，60天为1个疗程。

【功效主治】益气化瘀。适用于肾病综合征。

益肾健脾汤

【组成】生黄芪、潞党参、白茯苓、炒杜仲、巴戟天、制首乌、紫丹参、车前子10g。

【制法用法】水煎服，每日1剂，每天2次。

【功效主治】益肾健脾。适用于肾病综合征。

二仙汤加味

【组成】仙茅、仙灵脾、补骨脂、生黄芪、肉苁蓉、丹参、

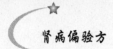

防风各 6g，炒白术 10g。

【制法用法】水煎服，每日 1 剂，每天 2 次。

【功效主治】温补脾肾。适用于小儿肾病综合征复发。

健肾汤

【组成】党参、黄芪、丹参各 15g，女贞子、旱莲草、山萸肉、川芎、仙茅、仙灵脾各 10g，水蛭（冲）6g。

【制法用法】水煎服，每日 1 剂，每天 2 次。

【功效主治】补肾活血。适用于难治性肾病综合征。

健脾肾蜇汤

【组成】炙黄芪、茯苓各 20g，芡实 15g，党参 12g，全当归、焦白术、山萸肉、金樱子、炙甘草各 10g，蚕茧 10 只。

【制法用法】水煎服，每日 1 剂，每天 2 次。

【功效主治】益气健脾，扶助正气，补肾固摄。适用于肾病综合征。

肾病汤

【组成】生山药 10g，生地、茯苓、川续断、桑寄生、黄芪、丹参各 9g，丹皮、泽泻、女贞子各 6g。

【制法用法】水煎服，每日 1 剂，每天 2 次。

【功效主治】活血祛瘀，益气补肾。适用于难治性肾病综合征。

四蚕汤

【组成】蚕茧壳、僵蚕各 12g，蚕沙（包煎）15g，蝉蜕 4.5g。

【制法用法】水煎服，每日 1 剂，每天 2 次。

【功效主治】祛风除湿。适用于肾病综合征。

柴苓汤

【组成】柴胡、生甘草、泽泻、桂枝各 10g，黄芩、白术、党参、猪苓、茯苓各 15g，制半夏 6g。

【制法用法】水煎服，每日 1 剂，每天 2 次。

【功效主治】疏解益气，利水消肿。适用于激素依赖性肾病综合征。

芪戟地黄汤

【组成】黄芪、巴戟天、熟地黄、山药、山萸肉、茯苓、泽泻、牡丹皮各 10g。

【制法用法】水煎服，每日 1 剂，每天 2 次。

【功效主治】益脾滋肾。适用于小儿肾病综合征。

益肾补阳还五汤

【组成】生黄芪 50g，红花、当归尾、地龙各 10g，桃仁、赤芍、川芎各 15g。

【制法用法】水煎服，每日 1 剂，每天 2 次。

【功效主治】益肾补气，活血通络。适用于肾病综合征。

血府逐瘀汤加减

【组成】桃仁、黄芪、丹参、川芎、生地各 15g，红花、当归、枳壳、柴胡各 10g，甘草 5g。

【制法用法】水煎服，每日 1 剂，每天 2 次。

【功效主治】适用于肾病综合征。

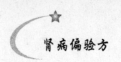

补肾健脾启源汤

【组成】车前子、益母草、茯苓各30g，龙葵、半边莲、黄芪、白术、熟地各15g，山萸肉12g，巴戟天10g。

【制法用法】水煎服，每日1剂，每天2次。

【功效主治】温肾健脾，清热解毒，化瘀利水。适用于肾病综合征。

玉屏风散代裁

【组成】黄芪、防风各5g，白术10g。

【制法用法】水煎服，每日1剂，每天2次。

【功效主治】益气固表。适用于肾病综合征。

第二节　食疗偏方

锁阳苓肉鹌鹑汤

【组成】鹌鹑1只，锁阳18g，山茱萸30g，茯苓30g，制附子9g。

【制法用法】把鹌鹑剔净，去内脏，洗净切块。锁阳、山茱萸、茯苓、制附子分别洗净，与鹌鹑一起放入砂煲内，加清水适量，武火煮沸后，改用文火煲2小时，即可调味食用。

【功效主治】温补肾阳，健脾利尿。适用于肾阳不足之肾病综合征或前列腺肥大，排尿无力、每次小便分多次排完、腰酸肢冷、神疲乏力、夜尿频多。

巴戟苁蓉鸡肠汤

【组成】鸡肠 100g，巴戟天 12g，肉苁蓉 15g，生姜片、食盐各适量。

【制法用法】将鸡肠搓洗干净，切段。巴戟天、肉苁蓉分别洗净，装入纱布袋内，扎紧袋口，与鸡肠同放砂煲内，加清水适量及姜片、食盐，武火煮沸后，改用文火煮 1 小时，捞出药袋，即可调味食用。

【功效主治】温肾固摄。适用于肾阳虚衰之肾病综合征，伴阳痿，早泄，遗精，滑精，遗尿，夜尿多，气短喘促。

仙茅金樱鸡肉汤

【组成】鸡肉 300g，仙茅 10g，金樱子 15g。

【制法用法】将仙茅用米泔水浸泡 3 天，取出炮制备用；金樱子洗净。鸡肉洗净切成块，与仙茅、金樱子一起放入砂煲内，加清水适量，以武火煮沸后，改用文火煲 1 小时至鸡肉熟烂，即可调味食用。

【功效主治】补肾壮阳，敛精止遗。适用于肾阳虚衰之肾病综合征，伴阳痿，滑精，尿频，尿多或遗尿。

冬瓜腰片汤

【组成】冬瓜 250g，猪腰子 1 副，薏苡仁、黄芪、怀山药各 9g，香菇 5 个，鸡汤 10 杯，调味品适量。

【制法用法】将用料洗净，冬瓜削皮去瓤，切成块，香菇去蒂。猪腰子对切两半，除去白色部分，再切成片，洗净后用热水烫过。鸡汤倒入锅中加热，先放姜葱，再放薏苡仁、黄芪和冬瓜，以中火煮 40 分钟，再放入猪腰子片、香菇和怀山药，煮熟后用慢火再煮片刻，调味即可佐餐食用。

【功效主治】适用于湿热内蕴之肾病综合征，肾小球肾炎，伴腰膝酸软，下肢水肿，高血压，眩晕耳鸣。

五味子杜仲炖羊肾汤

【组成】羊肾 2 个，杜仲 15g，五味子 6g。

【制法用法】羊肾切开去脂膜、臊腺，洗净切片；杜仲、五味子分别洗净。将以上用料一起放入炖盅内，加开水适量，用文火隔水炖 1 小时，调味后佐餐食用。

【功效主治】适用于肝肾虚寒之肾病综合征，伴腰脊冷痛、足膝无力、阳痿遗精、小便频数、时有头晕耳鸣。

参芪冬葵生鱼汤

【组成】生鱼 1 条，红参 9g，生黄芪 30g，冬葵子 25g，怀山药 30g。

【制法用法】生鱼去鳃及内脏，洗净；红参切片；冬葵子洗净用纱布包好；黄芪、怀山药分别洗净。将以上用料一起放入砂锅内，加清水适量，先武火煮沸后，改用文火煲 2 小时，调味后佐餐食用。

【功效主治】大补元气，通利小便。适用于元气大亏之肾病综合征的少尿期，症见滴沥而出，排尿无力，神疲气短，身重体倦，面色苍白等，亦用于前列腺手术后的调养。

龟肉莲子芡实汤

【组成】龟 1000g，芡实、莲子各 60g，料酒 1 匙，食盐、味精各少许。

【制法用法】将龟宰杀，取肉切块，同芡实、莲子共入锅中，加冷水浸没，旺火烧开，加入料酒和食盐，改小火慢炖3小时，至龟肉熟烂，调入味精即可吃肉喝汤。每日2次，每次1小碗，2天内吃完，连用6天为1个疗程。

【功效主治】补脾益肾，滋阴固涩。适用于脾肾两虚之肾病综合征、慢性肾小球肾炎、遗精。

山药扁豆芡实汤

【组成】干山药、芡实各25g，莲子20g，扁豆15g，白糖少许。

【制法用法】将前4味共入锅中，加水适量，炖熟后，调入白糖即成。每日1剂，连用5剂为1个疗程。

【功效主治】健脾补肾，祛湿消肿。适用于脾肾两虚之肾病综合征，伴两足水肿、腰部酸痛、蛋白尿、面色㿠白、四肢不温、精神不振、食欲不佳。

荸荠蒸鸡蛋

【组成】荸荠100g，鸡蛋2个。

【制法用法】将荸荠洗净，切成薄片。鸡蛋磕入碗内，搅打成蛋液，再加入荸荠片，蒸熟即可佐餐食用。

【功效主治】清热去火。适用于肾病综合征。

海参枸杞鸽蛋

【组成】海参2只，枸杞子15g，鸽蛋12只，花生油500g，猪油100g，姜块、葱结、胡椒粉、食盐、酱油、淀粉、料酒、味

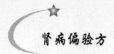

精、鸡汤各适量。

【制法用法】将海参用凉水浸泡胀发后抠去肉壁膜，用沸水焯两遍；枸杞子洗净；鸽蛋用文火煮熟，捞出，晾凉去壳放入碗中；姜、葱洗净拍破。炒锅烧热，注入花生油，将鸽蛋滚满干淀粉，放入油锅炸成金黄色。炒锅上火，加入猪油，待油烧至八成热时下葱姜煸炒，随后倒入鸡汤，煮 2~3 分钟后捞出葱、姜，加入酱油、料酒、胡椒粉和海参，烧沸后撇去浮沫，移文火上煨 40 分钟，加入鸽蛋、枸杞子，再煨 10 分钟，取出海参摆入盘内（背朝上），鸽蛋放在周围。原汁内加入味精后用湿淀粉勾芡，再淋 50g 热猪油，最后把汁浇在海参和鸽蛋上，即可佐餐食用。

【功效主治】滋阴补肾。适用于肾病综合征。

巴戟龙虾

【组成】龙虾 200g，巴戟天 20g，料酒 15g，葱丝、姜丝、食盐各 10g。

【制法用法】将龙虾洗净，放入蒸盆内，抹上食盐、料酒。巴戟洗净，放入虾盆中，加入葱、姜丝，上蒸笼蒸 15 分钟，即可佐餐食用。

【功效主治】补肾助阳，强筋健骨，祛风除湿。适用于肾病综合征。

茯苓赤小豆粥

【组成】茯苓 25g，赤小豆 30g，大枣 10 枚，粳米 100g。

【制法用法】先将赤小豆冷水浸泡半日后，同茯苓、大枣、粳米共煮为粥，早晚温热服食。

【功效主治】滋阴补肾。适用于肾病综合征。

茅根豆粥

【组成】鲜茅根、粳米、赤小豆各 200g。

【制法用法】鲜茅根加水适量，煎汁去渣，加入粳米、赤小豆，煮成粥，每日分 3~4 次服食。

【功效主治】滋阴补肾。适用于肾病综合征。

莲子猪肚

【组成】猪肚 1 个，莲子 40 粒，香油、食盐、葱末、姜末、蒜片各适量。

【制法用法】猪肚洗净；莲子去心，用清水浸泡一会儿。将水发好的莲子放入猪肚内，用线缝合，放入锅内，加清水适量，炖熟透，捞出晾凉，将猪肚切成细丝，同莲子放入盘中。再将香油、食盐、葱末、姜末、蒜片放入肚丝盘中，拌匀即可佐餐食用。

【功效主治】清热去火。适用于肾病综合征。

补血安神茶

【组成】人参、熟地黄、菊花、柏子仁、茯苓各 2g，红茶 5g，蜂蜜适量。

【制法用法】将参地柏苓 4 药捣碎，加水煎煮 15 分钟，去渣留汁。再将菊花、红茶、蜂蜜放入茶杯中，用烧沸的药汁浸泡 15 分钟，即可当茶饮。

【功效主治】滋阴补肾。适用于肾病综合征。

神仙枸杞茶

【组成】枸杞子、火麻仁各5g,生地黄3g,绿茶3g。

【制法用法】将上料前3味药粉碎,放入锅中加水煮沸,关闭电源后,放入绿茶浸泡15分钟,即可当茶饮用。

【功效主治】滋阴补肾。适用于肾病综合征。

枸杞双五茶

【组成】枸杞子、五味子各5g,五加皮、薏苡仁、山楂、杜仲各3g,红茶5g,蜂蜜适量。

【制法用法】将前6味药捣碎,放入锅中加水煎煮数分钟,再加红茶、蜂蜜,关闭电源浸泡15分钟,即可当茶饮用。

【功效主治】滋阴补肾。适用于肾病综合征。

海参山药香菇

【组成】海参500g,山药50g,香菇50g,黑木耳25g,食盐少许。

【制法用法】将山药去皮,洗净,切片;香菇、黑木耳用水泡发好,择去杂质,洗净,撕成小朵。将海参用温水泡软,剪开参体,除去内脏,洗净,放入开水中煮10分钟,将锅离火,海参再在开水中浸泡一会儿,然后加入木耳、香菇、山药片,再煮10分钟,即可佐餐食用。

【功效主治】滋阴补肾。适用于肾病综合征。

健身茶

【组成】黄精5g,制首乌、枸杞子、酸枣仁各2.5g,绿茶3g。

【制作】将诸药粉碎放入锅中加热至沸，再加绿茶浸泡 15 分钟，即可当茶饮。

【功效主治】滋阴补肾。适用于肾病综合征。

灯心草鲫鱼粥

【组成】灯心草 5~8 札，鲫鱼 1~2 条，白米 30g。

【制法用法】将鲫鱼去鳃、鳞和内脏，用纱布包好，与灯心草、白米同煮成粥，连服 2~4 次。

【功效主治】滋阴补肾。适用于肾病综合征。

郁李苡仁粥

【组成】郁李仁 50g，薏苡仁 60g。

【制作】先将郁李仁水煎取汁，去渣，以郁李仁汁代水，入薏苡仁，如常法煮粥，煮至薏苡仁熟烂开花成为稀粥，早晚餐温热服食。

【功效主治】滋阴补肾。适用于肾病综合征。

第三节　中药外用偏验方

敷脐妙法

【组成】煅二丑、煅猪牙皂各 8g，木香、沉香、乳香、没药各 9g，琥珀 3g。

【制法用法】将上药混合共研细末，混合均匀，贮瓶密封备用。用时取药末适量，温开水调和成稠膏状，敷于患者肚脐上，

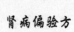

纱布覆盖，胶布固定。每日换药 1 次，8~10 次为 1 个疗程。

【功效主治】通经活血。适用于肾病综合征伴水肿。

地龙饼穴位贴

【组成】地龙、猪苓、大黄、甘草、黄芪各 10g。

【制法用法】上药研成细末，以 80~100 目细筛筛过，取药粉适量，用姜汁调成糊状，用敷贴胶布予神阙穴贴敷。每晚睡时贴敷，晨时去掉，14 天为 1 个疗程。

【功效主治】利水消肿。适用于肾病综合征。

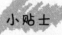

肾病综合征患者日常饮食的注意事项

1. 钠盐的摄入。水肿时患者应进低盐饮食，以免加重水肿。一般以每日食盐量不超过 2g 为宜，禁用腌制食品，少用味精及食碱。当浮肿消退、血浆蛋白接近正常时，可恢复普通饮食。

2. 蛋白质的摄入。肾病综合征时，大量血浆蛋白从尿中排出，人体蛋白降低而处于蛋白质营养不良状态，低蛋白血症使血浆胶体渗透压下降，致使水肿顽固难消，机体抵抗力也随之下降。因此，患者在无肾衰竭时，其早期、极期应给予较高的优质蛋白质饮食（每天 1~1.5g/kg），如鱼和肉类等，这样有助于缓解低蛋白血症及随之引起的一些并发症。

但高蛋白饮食可使肾血流量及肾小球滤过率增高，并且使肾小球毛细血管处于高压状态，同时摄入大量蛋白质也使尿蛋白增加，加速肾小球的硬化。因此，对于慢性、非极期的肾病综合征患者应给予较少量的优质蛋白质饮食（每天 0.7~1g/kg），至于出现慢性肾功能损害时，则应低蛋白饮食（每天 0.65g/kg）。

3. 脂肪的摄入。肾病综合征患者常有高脂血症，可引起动脉硬化及肾小球损伤、硬化等。因此，应限制动物内脏、肥肉及某些海产品等富含胆固醇及脂肪食物的摄入。

4. 微量元素的补充。由于肾病综合征患者肾小球基底膜的通透性增加，尿中除丢失大量蛋白质外，还同时丢失与蛋白结合的某些微量元素及激素，致使人体钙、镁、锌、铁等元素缺乏，故应给予适当补充。一般可进食含维生素及微量元素丰富的蔬菜、水果、杂粮、海产品等。

总之，肾病综合征患者日常饮食要吃得清淡一些，忌食用酒及辛辣性食物，少食油腻及含动物蛋白多的荤腥食物（如肥肉、虾、蟹等）。忌食豆类及其制品（如豆腐、豆芽、豆粉等）。有水肿、高血压、心力衰竭者，应进食少盐或无盐饮食。

参考书目

《寿世保元》　　　　　　《肾脏病妙用中药》
《医方考》　　　　　　　《临床实用灌肠疗法》
《丹溪治法心要》　　　　辽宁中医杂志
《脉因证治》　　　　　　中医杂志
《简明医彀》　　　　　　黑龙江中医药
《备急千金要方》　　　　浙江中医杂志
《奇效良方》　　　　　　福建中医药
《解围元薮》　　　　　　广西中医药
《施丸端效方》　　　　　河北中医
《金匮翼》　　　　　　　白求恩医科大学学报
《证治准绳·类方》　　　中国中西医结合杂志
《世医得效方》　　　　　陕西中医
《明医指掌》　　　　　　江西中医药
《古今医鉴》　　　　　　云南中医中药杂志
《医门法律》　　　　　　中国中医药信息杂志
《校注医醇賸义》　　　　上海中医药杂志
《医学妙谛》　　　　　　甘肃中医
《医学传灯》　　　　　　实用中医药杂志
《医方集宜》　　　　　　中医研究
《太平惠民和剂局方》　　中医函授通讯
《太平圣惠方》　　　　　上海医学
《普济本事方》　　　　　吉林中医药
《仁斋直指方论（附补遗）》　中药材
《中国中医秘方大全》　　四川中医
《中国药膳》　　　　　　湖南中医学院学报
《中医补肾养生法》　　　甘肃中医学院学报
《敷脐妙法治百病》　　　新疆中医药

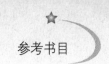
中国乡村医生	中医外治杂志
贵阳中医学院学报	中医药研究
湖南中医药导报	陕西中医函授
云南中医学院学报	中医药学报
浙江中医学院学报